U0220426

《非传统安全与当代世界译丛》编委会

顾　问　张　曦
主　编　余潇枫

编委会成员（按姓氏笔画排序）

王逸舟　巴里·布赞（Barry Buzan）　江忆恩（Iain Johnson）

米　红　朱　锋　沈丁立　阿米塔夫·阿查亚（Amitav Acharya）

时殷弘　余潇枫　张蕴岭　罗卫东　罗丝玛丽·福特（Rosemary Foot）

姚先国　秦亚青　徐黎丽　崔启明

本丛书由浙江大学非传统安全与和平发展研究中心主持

非传统安全与当代世界译丛
Non-Traditional Security in the Contemporary World

The Politics of Global Health Governance:
United by Contagion

因病相连：
卫生治理与全球政治

马克·扎克 塔尼亚·科菲　著
Mark W. Zacher
Tania J. Keefe
晋继勇　译
张晓立　校

ZHEJIANG UNIVERSITY PRESS
浙江大学出版社

图书在版编目(CIP)数据

因病相连:卫生治理与全球政治 / (加)扎克，
(加)科菲著；晋继勇译. —杭州：浙江大学出版社，
2011. 7(2020.2 重印)

书名原文:The Politics of Global Health
Governance：United by Contagion

ISBN 978-7-308-08818-3

Ⅰ.①因…　Ⅱ.①扎…　②科…　③晋…　Ⅲ.①卫生服
务－研究－世界②医疗保障－研究－世界　Ⅳ.
①R197.1

中国版本图书馆 CIP 数据核字(2011)第 127880 号

浙江省版权局著作权合同登记图字：11－2010－54 号
Simplified Chinese Copyright © 2010 by Zhejiang University Press.
All Rights Reserved.
本作品中文简体版权由浙江大学出版社所有。
未经许可,不得翻印。

因病相连:卫生治理与全球政治
The Politics of Global Health Governance：United by Contagion
马克·扎克　塔尼亚·科菲　著
Mark W. Zacher　Tania J. Keefe
晋继勇　译

丛书主持	葛玉丹
责任编辑	葛玉丹
特约编辑	陈立影
封面设计	虢剑　黎珊
出版发行	浙江大学出版社
	(杭州市天目山路 148 号　邮政编码 310007)
	(网址：http://www.zjupress.com)
排　　版	浙江时代出版服务有限公司
印　　刷	嘉兴华源印刷厂
开　　本	640mm×960mm　1/16
印　　张	17.25
字　　数	220 千字
版 印 次	2011 年 7 月第 1 版　2020 年 2 月第 2 次印刷
书　　号	ISBN 978-7-308-08818-3
定　　价	45.00 元

版权所有　翻印必究　印装差错　负责调换
浙江大学出版社市场运营中心联系方式：(0571)88925591；http://zjdxcbs.tmall.com

总　序

　　2003 年 5 月 21 日《人民日报》第七版发表了王逸舟先生《重视非传统安全研究》一文，这是 SARS 危机后我国学者首篇关于非传统安全的文章。然而时隔 16 年，新型冠状病毒再次把我们卷入传染疾病大爆发的非传统安全危机之中。虽然我们早已把非传统安全纳入总体国家安全的大体系之中，但是我们在实践中仍缺乏应有的理念、法律、体制、队伍、条件与能力，致使原有可能"可防可控"的疫情再度爆发。

　　浙江大学于 2004 年在国际政治专业首开《非传统安全概论》课程，2006 年成立了"浙江大学非传统安全与和平发展研究中心"，2008年设立了"非传统安全管理"二级学科博士点与硕士点，2017、2019 年度浙江大学非传统安全与和平发展研究中心两次入选"中国核心智库"。近十几年来，中心结合学科建设组织出版了一批学术成果，如"非传统安全研究系列"（已出版 3 种）、"非传统安全与现实中国丛书"（共 9 种）、"非传统安全与能力建设丛书"（已出版 6 种）、"非传统安全与平安中国丛书"（已出版 3 种）、"非传统安全与当代世界译丛"（已出版 8 种），及每一年度的《非传统安全蓝皮书》（已至第 9 本）。

特别是已出版的"非传统安全与当代世界译丛"[1]各书，向读者呈现了非传统安全研究的国际理论前沿与政策趋势，为我国提供了应对非传统安全挑战的重要参考资料。如这次重印的由全球问题研究专家马克·扎克（Mark W. Zacher）教授和塔尼亚·科菲（Tania J. Keefe）研究员合著的《因病相连：卫生治理与全球政治》一书，从国际政治的视角对全球卫生治理进行了详尽分析，对中国在世界舞台上发挥着独特而重要的作用予以了充分肯定。

当然，在解读国外非传统安全研究重要文献的同时，我们也需要结合中国的语境进行思考，需要运用中国智慧、建构中国范式、提出中国方案来应对日趋凸显的国内以及跨国非传统安全的威胁，并期望中国理念与方案能够助益全球的非传统安全维护。中国在国家层次上提出"总体国家安全观"并建构起十一大类的国家安全体系，是安全从狭义转向广义的重要实践；在国际层次上强调"共同安全""综合安全""合作安全""可持续安全"等，是探索建构新型国际关系，推动人类超越"零和博弈"并在更大范围内实现"和合主义"的重要努力。

本译丛的出版是智库建设的一项新努力，也是深化非传统安全管理二级学科博士点与硕士点学科建设的一项新成绩。在此特别感谢译者与校对者们的辛勤劳作，感谢浙江大学出版社编辑们的辛苦付出，也希望各界人士海涵翻译中的不足并予以指正。

余潇枫

2020 年 2 月 25 日

---

[1]　"非传统安全与当代世界译丛"第一辑：《国际安全研究的演化》《人的安全：概念及应用》《因病相连：卫生治理与全球政治》《人的安全与联合国：一部批判史》《安全化困境：亚洲的视角》；第二辑：《非传统安全研究导论》《国际移民的演化趋势：百年回顾与展望》《非传统安全理论前沿》。

主编序

"非常态危机"与非传统安全治理

一、全球"因病相连",非传统安全治理迫切需要理论关切

"新型冠状病毒"(Corona Virus Disease 2019,简称 COVID—19)疫情的大爆发一度引起世界"恐慌"。仅从首发病例起到当下 2020 年 2 月 28 日早上 8 时,全球约有 82560 人感染,2813 人死亡,受感染的国家和地区达到 50 个左右,中国总病例为 78959 例,死亡人数为 2791人。其传染速度之快,传播之广,危害之大,着实令人惊愕。这再次证明了全球"因病相连"的错综复杂现实,《因病相连:卫生治理与全球政治》一书的理论关切之重要,以及重印此书中文版以飨读者之必要。

本书是英属哥伦比亚大学刘氏全球问题研究所国际关系研究中心的马克·扎克(Mark W. Zacher)教授和塔尼亚·科菲(Tania J. Keefe)研究员的学术结晶。作者在全面梳理传染病的全球化过程基础上,深入探讨了 20 世纪全球卫生治理机制发展过程中的国际政治

斗争，分析了当今全球卫生治理机制的建构和各种行为体间的互动，进而反思了当代全球卫生治理中存在的问题，提出了在快速变化的当代世界中加强集体行动的重要建议。他曾在书中转引世界卫生组织（World Health Organization，简称 WHO）关于 SARS 危机的重要评述：对所有国家来说，最重要的教训在于，在当今这个由电子技术相连的全球化的世界上，那种因为害怕对社会和经济造成影响而隐瞒传染病爆发的行为，只是带来高昂代价的短期权宜之计，并将会失信于国际社会。作者在专门为译书中文版写的序中特别指出：中国是全球卫生治理领域中的一个关键行为体，中国在当今世界舞台上发挥着独特而重要的作用。

公共卫生问题与政治问题本来就是具有高关联性的两个研究领域。诚如德国政治家鲁道夫·魏尔啸（Rudolf L. K. Virchow）所言：医学是一门社会科学，政治学只不过是广义上的医学。美国印第安纳大学的大卫·费德勒（David P. Fidler）教授为了分析国际政治和病毒微生物挑战之间的互动过程，专门创造了一个新词——“微生物政治学”[1]（microbialpolitik）。随着全球化进程的推进，世界更是呈现出“微生物世界的一体化”（the microbial unification of the world）趋势，公共卫生问题与国际政治的关系日益密切。一方面，全球化使得埃博拉病毒、SARS、H1N1 以及新型冠状病毒等传染病随着便利的交通迅速向世界各地传播，微生物不需要携带护照也无需跨越主权国家的地缘政治边界便足以削弱单个主权国家对公共卫生的控制能力；另一方面，全球化使得一国内部的个人和公共卫生事务越来越成为全球的公共性事务，加剧了国际社会在生物安全方面存有的共同脆弱性。基于世界各国在卫生安全领域的相互依赖性，国际社会越来越认识到全球卫生治理问题已不仅仅是一个技术问题，而是一个需要共同政治承诺

---

[1] David P. Fidler, "Microbialpolitik: Infectious Diseases and International Relations," *Am. Univ. Int' Law Rew*, 14(1998):1-11.

的合作议题。

非传统安全是一种完全不同于传统安全的领域。如果说传统安全面临的主要是军备性安全困境，那么非传统安全面临的则多是资源性安全困境，前者需要军事的"对抗与平衡"，后者则需要资源的"合作与共享"。近年来的事实证明：传统的基于功能主义之上的国际卫生合作在治理方面受到了诸多因素的制约，一种基于建构主义之上的更为开放、更具合作性的全球卫生治理方式正在被创造出来。因此，从国际政治的视角来探讨全球卫生治理问题具有深切的必要性——全球卫生治理首先需要各国的政治承诺。

二、"低政治"的卫生问题愈加成为"高政治"的安全问题

"公共卫生是所有其他安全形式的基本信条。"[1]21 世纪初叶频发的公共卫生危机以及 9·11 事件后爆发的炭疽生物恐怖袭击使得卫生问题愈发具有"威胁安全"的含义——对人的安全、国家安全乃至国际安全都构成了严峻挑战。1994 年，联合国开发计划署（The United Nations Development Programme，简称 UNDP）在《人类发展报告》中首次系统引入并阐述了"人的安全"的概念，列出了其内涵的七大要素，即经济安全、食品安全、健康安全、环境安全、人身安全、共同体安全和政治安全。而一项卫生议题，往往涉及其中的诸多安全要素与安全领域。事实上，卫生问题和卫生危机对国家安全构成的威胁已经越来越引起各国的关注。

曾作为联合国安理会主席的美国副总统戈尔声称，艾滋病是"一种安全危机，因为它不仅仅威胁到公民个体，还对那些用来规范并维护一个社会性质的制度构成威胁"[2]。国家安全的程度取决于国家

---

〔1〕 Randy Cheek, "Public Health as a Global Security Issue," *Foreign Service Journal*, 12(2004):24.

〔2〕 Richard Holbrooke, "Battling the AIDS pandemic," AIDS: The Threat to World Security 5：2 (July 2000), http://usinfo. state. gov/journals/itgic/0700/ijge/gj01. htm.

维护安全能力的程度,卫生问题作为非传统安全研究领域所关注的一个重要领域,亦是非传统安全能力建设所要关注的重点领域。美国学者安德鲁·普里斯·史密斯(Andrew T. Price-Smith)直接把卫生治理能力视为国家能力要素之一,他认为,国家能力的一个重要衡量标准就是看一个国家是否具有应对传染病爆发的能力。[1] 因为,大规模传染病的爆发和潜在的生物恐怖可以极大地削弱一个国家的国家能力。就国内层面而言,这种国家能力的削弱还使得政府无法向其民众提供有效的公共产品,从而降低其合法性,进而引起社会动荡和国家失败,甚至带来动乱。就对外政策而言,大规模传染病的爆发也会带来巨大的经济损失,结果造成国家整体实力的削弱,从而危及国家安全。

诚如亚洲学者彼得·乔克(Peter Chalk)对传染病跨国传播带来的危害所作的概括:打击民众对政府应对能力的信心;阻碍经济发展;破坏一个政体赖以维系的社会基础构架;助长区域间的紧张气氛和不信任;滋生生物恐怖主义和生物战争等。[2] 就卫生危机对国际安全构成的威胁而言,令人担忧的方面有:"艾滋病""埃博拉"等公共卫生危机导致的失败国家会成为恐怖主义滋生的温床;卫生危机的频发会促使一些国家加大生物安全防御方面的生物技术研究,但进攻性的生物技术研发和防御性的生物技术研发难以区分,加之《生物武器公约》框架下关于生物技术研发方面各国间不存在有效的信任措施,就可能引起国际生物武器军备竞赛,加剧国际生物安全困境,最终危及国际安全。本书作者亦表达出了类似的担忧:恐怖分子有可能使用致病的生物战剂来实施生物恐怖袭击,而疾病的全球传播也将会削弱一个国

---

[1] Andrew T. Price-Smith, "Downward Spiral: HIV/AIDS, State Capacity, and Political Conflict in Zimbabwe," *Peaceworks*, 53(2004):13-14.

[2] Peter Chalk, Disease and the Complex Processes of Securitisation in the Asia-Pacific, see: Mely Callabero-Anthony, Ralf Emmers, Amitav Acharya, *Non-Traditional Security in Asia: Dilemmas in Securitisation*, Aldershot: Ashgate Publishing Limited, 2006, 117.

家的基础设施,并引起政治动荡和骚乱。

三、卫生危机愈加容易引发特大"非常态危机"

任何一种危机均是不安全的急难状态,其特征是不安全、不确定、超常、紧急、可转化。由非传统安全威胁引发的危机可称为"非传统安全危机",它与一般的公共危机有共同之处,如诱因上的同质性、状态上的同态性、后果上的同向性、目标上的一致性。[1] 但它们之间有重要的不同之处:面对"传统安全危机"或"公共危机",政府多通过"管理"的路径进行防控,而面对"非传统安全危机",则需要自上而下与自下而上相结合的"治理"路径,需要民间组织的积极参与。"管理"与"治理"虽一字之差,却是两种不同的危机治理范式。

传统安全危机研究较多关注由"风险"引发的危机并延伸出风险的两种解决范式,即"理性—工具范式"与"商谈—建构范式"。[2] 非传统安全危机研究则较多关注"威胁"引发的危机,因为非传统安全威胁在生活中是显在、实存的,并随着其程度恶化而向危机演化。当超过了某种"阈值"或由于某一不特定事件的"触发",就会迅速形成起初的"常态危机";如果再应对不当,临界点、转折点把控不力(包括理念错位、信息错乱、时机错失、资源错配等),则会迅速升级为重大或特大"非常态危机",需要通过国家启动压倒一切的特别程序甚至进入"准战时"状态进行应对。

由于"非常态危机"直接源起于"常态危机的失控"或常态应对无法掌控的"重大威胁",使得这类危机的源起、演化、危害不同寻常,只启动一般的程序与动用一般的力量往往不足以有效应对,需要更高层次、更大部门、更广资源、更多主体的参与才能进行应对,如我国全力应对这次新冠肺炎疫情的联防联控机制多达 32 个部门。作为非传

〔1〕 余潇枫.非传统安全与公共危机治理.杭州:浙江大学出版社,2007:44-45.
〔2〕 伊丽莎白·费雪.风险规制与行政宪政主义.沈岿,译.北京:法律出版社,2012:22.

安全领域的"非常态危机"有一个演化的进程，即重大威胁—紧急事件—常态危机—非常态危机—特大非常态危机，这次 COVID－19 危机演化也基本符合这条路径。

当然，法律运用是非传统安全危机应对的最重要途径。疫情期间，第十三届全国人民代表大会常务委员会第十六次会议通过了"关于全面禁止非法野生动物交易、革除滥食野生动物陋习、切实保障人民群众生命健康安全的决定"，在相关法律修改之前做出这项"全面禁止"的决定十分必要，也十分紧迫。与此相应，中国的《生物安全法》立法也因这次疫情而提速。同时，国际合作也是不可忽视的极重要途径，我国政府积极做好与世界卫生组织、有关国家的沟通协调，共同防止疫情扩散蔓延。"中国绿发会"[1]与全球七十余个致力于环境保护与生态物种保育的机构一起，"联名致信世界卫生组织、世界动物卫生组织和联合国环境规划署的负责人，敦促引起对因滥捕滥用滥食野生动物而导致严重后患的重视，并在全球范围内即刻采取有效行动"[2]。

四、卫生治理愈加成为全球外交的重要议题

随着 SARS、H1N1 以及新型冠状病毒等新发和复发传染病的频发，非传统安全领域中的公共卫生治理问题已经逐渐被各国纳入外交议程之中。这些全球性的卫生问题一方面促成了各国的合作，另一方面在某些时候也会成为外交争端的诱因。H1N1 爆发期间，中国和墨西哥之间的外交龃龉就是一例。发展至今，卫生治理不再被列于传统的"外交议题"之外。"卫生关切、利益和承诺已深嵌于外交政策努力

---

[1]　"中国绿发会"全称为：中国生物多样性保护与绿色发展基金会。
[2]　《中国绿发会参与全球组织联名致信三大机构，敦促采取有效行动｜COVID－19 速递》，中国生物多样性保护与绿色发展基金会网站，2020/2/12 18：29：00，http://www.cbcgdf.org/NewsShow/4937/11290.html.

之中,全球卫生不可能在世界事务中回归到'低政治'的外层边缘。"[1]早在 2007 年 3 月 20 日,巴西、法国、印尼、挪威、塞内加尔、南非和泰国等七个国家的外交部长共同发表了《奥斯陆部长级宣言》(Oslo Ministerial Declaration),发起了将卫生作为外交政策核心内容之一的"外交政策和全球卫生行动"(FPGH),力求通过卫生治理促进外交合作。

　　作为世界上最大的发展中国家,我国也通过各种区域机制和全球机制积极推动公共卫生外交,特别是在 SARS 危机之后更加积极地参与全球卫生安全机制的建构与公共卫生外交的推进。例如,我国通过"中非合作论坛"向非洲国家提供了大量的卫生援助;我国在亚太经合组织框架内与其他成员方积极开展公共卫生合作,力图改善亚太地区公众的疾病防御能力、防止流行性疾病爆发、提高区域内卫生安全等。我国已经举办了多期"全球卫生外交高级培训班",从理论上探讨和指导当今的卫生外交活动。全球卫生议题纳入外交轨道是基于严峻现实考量而采取的必要之举,也从某种程度上体现出外交关注人本身或"人的安全"的价值取向,"以人为本"的外交伦理取向正在成为当今外交的新共识。

　　近些年,关于公共卫生治理的理论成果日益增多,如马克·霍尼斯鲍姆(Mark Honigsbaum)所著的《疾病大流行世纪:恐慌、歇斯底里与傲慢》(*The Pandemic Century*: *One Hundred Years of Panic*, *Hysteria*, *and Hubris*, 2019)、《看不见的杀人魔:病毒的爆发》(*Invisible*: *Outbreak of Virus*, 2017),玛蒂尔德·布瑞尔(Mathilde Bourrier)、娜莎莉·布伦德(Nathalie Brender)和克劳丁·伯顿·让格罗斯(Claudine Burton-Jeangros)编著的《全球流行疾病应对:基于社会科学的视角》(*Managing the Global Health Response to*

---

〔1〕　David P. Fidler, *The Challenges of Global Health Governance*. New York: The Council on Foreign Relations, 2010, 19.

Epidemics ： *Social Science Perspectives* ，2019），杰 里 米 · 布 朗 （Jeremy Brown）所著的《致命流感：百年治疗史》（*Influenza ： The Hundred Year Hunt to Cure the Deadliest Disease in History* ，2018），普拉尼 · 利亚姆帕特唐（Pranee Liamputtong）编著的《公共卫生：地方与全球的视角》（*Public Health ： Local and Global Perspectives* ，2016），内森 · 沃尔夫（Nathan Wolfe）所著的《病毒来袭：如何应对下一场流行病的爆发》（*The Viral Storm ： The Dawn of a New Pandemic Age* ，2011），罗娜 · 威尔（Lorna Weir）和埃里克 · 米克哈洛夫斯基（Eric Mykhalovskiy）合著的《全球公共卫生警示：创造一个警觉的世界》（*Global Public Health Vigilance ： Creating a World on Alert* ，2010）等。非传统安全威胁的全球化，必然关涉全球政治，关涉人类命运共同体的建构。《协商治理与非传统安全：以东南亚及周边地区为例》[1]一书作者梅里 · 卡巴莱诺－安东尼，在书中把公共卫生安全治理置于了环境安全治理、移民治理、灾害治理、核能安全治理、食品安全治理等之先，足可见她对公共卫生安全的重视，并且她还特别强调了国家间、地区间合作以及非国家行为体参与非传统安全危机治理的重要性。

这次新冠肺炎疫情爆发后，在 2020 年 2 月 20 日的日内瓦联合国新闻发布会上，有来自 160 多个国家和 30 个国际组织的领导人表示支持中国的抗"疫"努力。同日，中国和东南亚国家联盟（Association of Southeast Asian Nations，简称东盟）也在东盟特别外长会议上共同表示要通过及时分享信息和最佳做法来加强合作。2 月 18 日，权威的国际医学杂志《柳叶刀》（*Lancet*）发布了有 27 位来自美国的著名公共卫生科学家和八个国家签署的一封信函，标题为"支持中国科学家、公共卫生专业人员和医疗专业人员对抗 COVID－19 的声明"。世界卫

---

〔1〕 Mely Caballero-Anthony, *Negotiating Governance on Non-Traditional Security in Southeast Asia and Beyond* . New York：Columbia University Press，2018.

生组织对这次新型冠状病毒命名本身就有特别的意味,即避免将此病毒与地域、动物或个人所关联,很好地体现了消除歧视以促进国家间良性外交的全球视野。影响世界的公共卫生突发事件,既是一个危机事件,也是一个与国际关系密切相关联的外交事件,由于中国的出色努力,在世界卫生组织执行委员会会议上,几乎所有成员国都在疫情防控问题上赞扬了中国负责任的做法。

五、卫生治理愈加具有全球政治的维度

进入 21 世纪,人类正在书写全球卫生新时代,中国、印度、巴西、南非等中等收入大国的全球卫生支出在逐步增长,人的发展与人的保护越来越成为维护"人的安全"的重要维度。1948 年生效的《世界卫生组织宪章》和 2005 年新修订的《国际卫生条例》,反映了卫生治理过程中国际政治的内在张力。具体而言,卫生治理过程中的政治博弈主要体现在两个方面:

首先,如何平衡发达国家的药品专利权和发展中国家的药品可及性之间的矛盾(这实际上也是一个南北矛盾问题)。发达国家为了获取高额的垄断利益,对药品专利权的维护可谓不遗余力。由药品专利权导致的药品价格高昂在一些发展中国家造成了公共卫生危机。虽然国际社会在世界贸易组织框架下就两者之间的矛盾制定了一些灵活性措施,如"强制许可"或"平行进口"等,但是发达国家特别是美国时常利用双边贸易协定来迫使发展中国家放弃上述灵活性措施。

其次就是南北卫生差距问题。其中最为明显的莫过于"10/90 差距"问题,也即每年投入医疗卫生事业研究的经费中,只有 10% 的经费被应用于占世界人口 90% 的大多数人所共同面临的公共卫生问题。美国学者法默(P. Farmer)将南北卫生差距比作一种"结构性暴

力"[1]。这实质上涉及发展中国家的发展权和健康权问题，但作者在本书中指出，发展中国家往往无法成功地应对发达国家施加的压力。尽管卫生治理过程中国际政治斗争激烈，但本书作者特别强调了要关注发达国家和发展中国家在卫生安全方面所面临的相互依赖性或共同脆弱性，并指出和解释了全球卫生治理的三种战略：一是增强传染病的监测能力并增加透明度，促进政治行为体之间进行有效合作；二是为应急干预和长期的健康促进计划提供经济和物质帮助，促进全球卫生伙伴关系（GHPs）的发展，即促进国家、政府组织、非政府组织、慈善基金会和私营公司等行为体之间的诸多合作；三是通过规则制定以规定和禁止特定行为，并且鼓励各种行为体遵守全球卫生治理规范。

全球化的深入已经使得卫生治理呈现出多元治理的特征而具有了全球政治的维度，卫生安全的实现需要全球卫生治理机制的创新与全球政治机制的建立。卫生问题的产生有其深刻的国际政治根源，卫生问题的处理也常被高度政治化。正如作者所指出的，发达国家利用其优势影响了那些饱受卫生问题困扰的国家的变革；同时，20世纪下半叶，关于一些国家未能上报本国疾病爆发事件的指控举不胜举，有些国家担心，如果公开疾病爆发信息，那么会招致其他国家对其货物和公民的禁运，进而使得全球卫生问题被忽视；再就全球卫生伙伴关系来说，各种机制相互独立运作，缺乏一个协调系统从总体上提高卫生水平，也缺乏有效的问责机制，以致造成资源浪费。因此，我们必须从全球政治的高度来审视卫生治理问题，卫生治理与全球政治"因病相连"已是一个不争的事实。发达国家不但是发展中国家卫生危机治理中的利益相关者，而且还应对发展中国家的健康促进负有道义责任。这就需要发达国家为全球卫生治理做出并落实其政治承诺，切实兑现联合国《2030年可持续发展议程》框架下对广大发展中国家承诺

---

[1] P. Farmer, "On Suffering and Structural Violence: A View from Below," in A. Kleinman, V. Das, and M. Lock eds., *Social Suffering*. Berkeley: University of California Press，1997.

的卫生援助。就我国而言,在占世界五分之一人口的国家实行有效的卫生治理,这本身就是对全球卫生治理的巨大贡献,我国在积极参与国际卫生合作的同时,更应该将国内卫生治理这一非传统安全问题上升到国家安全方略的高度,做好医疗体制改革;同时要充分利用世界贸易组织框架下关于药品专利权的灵活性条款,促进外国专利药品在我国的可及性。

作为卫生治理和国际政治学科之间交叉研究的重要学术成果,《因病相连:卫生治理与全球政治》一书对于全球卫生政策的制定具有十分重要的指导意义,也为非传统安全治理提供了一个极为新颖的研究视角。

2020 年 2 月 28 日
于浙江大学求是园

作者序

看到《因病相连:卫生治理与全球政治》一书中译本的出版,我们感到非常高兴,因为中国是全球卫生治理领域中一个关键行为体,中译本的出版使得更多的中国读者与该书见面。

就传染病治理而言,中国在当今世界舞台发挥了独特而重要的作用。近年来,东南亚和中国南部地区曾经是新发流感病毒的爆发源地。由于大量的贫困人口与禽类密切接触,所以中国的农村人口特别容易受由禽类引发的新发流感病毒和变异流感病毒的感染。

尽管传染病的爆发并非是一个新现象,但是,交通运输方面的科技创新使得疾病能够比以前传播得更快、更远。2003 年爆发的 SARS 危机清楚地例证了病毒从爆发源地向世界各地传播的速度是何等之快。SARS 危机表明,要想让人免受传染病带来的生命威胁,防止贸易和旅游方面不计其数的经济损失,那么快速而有效的信息共享就显得十分重要。正如本书的第四章所讨论的那样,国家与政府间组织之间和国家与疾病监测机构之间已经分别建立了沟通渠道,如世界卫生组织和全球公共卫生信息网等。为了在传染病对健康、社会和经济体系造成灾难之前就对传染病爆发加以遏制,需要发展有效的快速应对机制,而已确立的沟通渠道对于这种应对机制的发展不可或缺。

此外,在有效地治理其领域内的传染病问题方面,中国拥有重要的既得利益。作为当今世界上最大、经济发展最为迅速的国家,中国需要多产而健康的劳动力。本书第五章中关于"伤残调整生命年"的讨论不但分析了传染病每年所造成的成百万上千万的生命损失，而且还探讨了艾滋病、疟疾以及结核病等传染病的流行对生产劳动的损失年份所造成的直接后果。传染病对发展中国家的经济带来了难以置信的影响。有效的接种项目、疾病治疗项目以及必要药品的获得对于确保民众健康至关重要。这一点不仅事关中国的国内利益，也对其在非洲不断增加的国外利益十分重要，因为众所周知，非洲是世界上受传染病拖累最严重的区域。

中国政府致力于其国民健康和福利促进，而且还就此与国际社会通力合作。中国在落实《千年发展目标》方面所做出的努力证明了这一点。在 2000 年，国际社会制定了《千年发展目标》。中国在实现其中的八个目标，特别是在关于减贫及改善母婴健康结果方面，成就斐然。因此，在这个领域，中国有能力发挥强大的领导作用。

尽管我们在对疾病的了解、诊断和治疗等方面取得了巨大的进步，但是传染病仍会造成每年数以百万计的人员伤亡。在生产和贸易方面导致数以亿计的经济损失。过去 20 年中，国际社会日益意识到传染病的真实负担，对该问题的关注也愈发凸显。诸多行为体参与到全球卫生治理之中。传染病不尊重国家边界，这就需要卫生治理中的各种行为体增进彼此之间的合作、协调和信息共享，特别是对像中国这样的大国而言，这一点对于抗击传染病威胁不可或缺。

Mark W. Zacher & Tania J. Keefe

July 2010

Vancouver, Canada

Preface

We are extremely gratified to see the publication of a Chinese translation of *The Politics of Global Health Governance : United by Contagion*. This translation will make the book accessible to a key audience within the realm of global health governance.

China plays a uniquely important role on the world stage with regard to the management of infectious diseases. Over the years, Southeast Asia and Southern China have been points of origin for new strains of influenza. The combination of a large and poor population base that lives within close proximity to animals (particularly pigs and chickens) make rural populations in China particularly susceptible to the development of new strains of influenza as well as mutated strains of influenza not originally pathogenic to humans.

While infectious disease outbreaks are by no means a new phenomenon, technological advances in transportation mean that diseases can spread faster and further than ever before. The SARS outbreak of 2003 clearly and unequivocally demonstrated the speed with which viruses can spread from the point of origin to all corners of the globe. SARS showed the importance of rapid and effective information sharing to prevent loss of human life and loss untold millions of dollars in trade and tourism. As discussed in the fourth chapter of the book, established channels of communication between states and intergovernmental organizations (such as the World Health Organization) and between states and disease surveillance bodies (such as the Global Public Health Intelligence Network) are essential in the development of effective rapid response protocols to contain outbreaks of infectious diseases before they cause disaster for health, social and economic systems.

Furthermore, China has a deep vested interest in effectively managing infectious diseases within its territorial borders. As the world's largest and most rapidly advancing developing economy, China requires a productive and healthy workforce. The discussion in chapter 5 of the book on disability adjusted life years (DALYs) analyses the cost of infectious diseases not only in terms of the millions of deaths per year, but also the number of years of productive labour lost as a direct consequence of the prevalence of infectious diseases such as HIV/AIDS, malaria and tuberculosis. Infectious diseases take an incredible economic toll on developing economies; effective vaccination programs, disease treatment programs, and access to essential medicines are vital to ensure a healthy population. This is relevant not only to China's domestic interests, but also to its growing foreign interests in Africa as that continent is, by virtually every known study, the most disproportionally burdened region of the world in terms of infectious diseases.

China's commitment to improving the health and welfare of its population and to working with the international community on this front can be demonstrated by the focused effort on achieving the Millennium Development Goals. The MDGs were established by the international community in 2000; and China has made great progress on meeting several of the eight goals particularly with regard to reducing poverty and improving maternal and child health outcomes. In this area, China undoubtedly has the capacity to play a strong leadership role.

Despite significant advances in our ability to understand, diagnose and treat illnesses, infectious diseases continue to kill and disable millions of people every year and cost untold billions in lost productivity and trade. It is only over the past two decades that the true burden of infectious diseases has been recognized and the global community has responded with a dramatic increase in attention paid to the issue and the number of actors involved in health governance. The agents that cause infectious diseases have no respect for national borders, meaning that improved cooperation, collaboration and information sharing between the various actors involved in health governance—particularly key states like China—is essential to combat the scourge of infectious disease.

Mark W. Zacher & Tania J. Keefe

July 2010

Vancouver, Canada

目　录

第一章　传染病概述和分析框架

　　卫生问题一直影响着人类的千年文明。在 21 世纪,它也必定成为人类社会所面临的主要问题之一。世界正在变得越来越小,而那些能引发毁灭性疾病的微生物并不会因为各国边境防卫的存在而止步。因此,卫生问题最终会将整个人类联结在一起。人们遂渐意识到,那些疾病的感染者,不管是近在咫尺还是远在天涯,都会对我们的幸福产生重要而不同的影响。卫生问题已经超出医学的范畴,而成为一个关乎发展、贸易、人道主义和安全的问题。

　　近年来,鉴于卫生问题的重要性,各界人士都已经参与到卫生治理领域之中。从家财万贯的慈善家到政府官员,乃至名扬天下的摇滚歌手,都关注着全球卫生形势的发展。例如,好莱坞经常发行一些关于对人类具有毁灭性影响的疾病爆发的火爆影片;以生物恐怖袭击为主题的小说始终是畅销书;几乎没有一家报纸不提到艾滋病、流感、炭疽病、埃博拉病毒,以及这些疾病给人类所带来的威胁。尽管非传染性疾病和精神疾病等其他卫生问题也很重要,但为了理解国际关系框架之下的合作与多边主义政策,本研究主要集中在传染病控制的国际合作方面。[1]

　　纵观历史,人类一直深受细菌、病毒、寄生物所引发的疾病之苦。诚然,在历史上的大部分时间内,我们实际上并不了解疾病的起因,更

---

　　[1]　传染病是指由于微生物的活动而导致的疾病。传染病具有传染性,它们能在人际间直接传播。非传染性疾病是指通过直接接触感染的动物或禽类,或通过接触扁虱、蚊子、啮齿动物等疾病载体而感染的疾病。

谈不上如何治疗了。然而,在过去的一个半世纪里,公共卫生方面的知识一直在以史无前例的速度增长。正因如此,我们才能够预防、治疗和根除那些过去对人类文明具有毁灭性影响的疾病。由于医疗知识的迅猛发展,在 20 世纪 60 年代末 70 年代初,许多卫生官员甚至乐观地认为,人类已经有可能一劳永逸地消灭传染病。尽管 1981 年艾滋病病毒的出现使得这种天真乐观的想法成为泡影,但是一些可衡量的指标,如发达国家预期寿命的延长、传染病的减少等,都足以证明,人类现在有能力大幅度地改善卫生状况。然而,在卫生保健的改进方面,全球分布并不均衡,因此,在人类健康促进方面仍需全球努力。

在控制传染病的斗争中,各国政府、政府间国际组织、非政府组织以及个人等不同行为体之间的密切合作史无前例。本书对这种合作的过程进行了阐述。它试图解释在传染病控制方面的国际合作的方式、动因及其在降低疾病对人类的影响方面所产生的作用。此外,本书还探讨了国际卫生合作给其他领域的国际合作所带来的启示。

疾病的全球影响:历史概述

长久以来,细菌、病毒、寄生物和真菌类等微生物引发的传染病造成了大量的人员伤亡。事实上,自从农业社会出现以来,在人类历史上的大部分时候,传染病是导致死亡的主要原因。在公元 1 世纪以前的几千年中,致病微生物的人际传播主要在一定区域范围内进行,还没有发生洲际的疾病传播。[1] 然而,就健康和政治而言,传染病的破坏性在世界上人口最多的地区造成了毁灭性的影响。例如,在公元前 5 世纪的伯罗奔尼撒战争中,雅典帝国遭受了一种传染病的袭击,结果

---

〔1〕 William H. McNeill, *Plague and People* (Garden City: Anchor Books, 1976), 108-110.

造成该国 1/3—2/3 的人口死亡。[1] 公元 6 世纪,拜占庭帝国的一半人口死于瘟疫。[2] 公元 2 世纪到 6 世纪之间,天花、淋病、淋巴腺鼠疫及疟疾等多种疾病在罗马帝国反复爆发,结果造成大规模的人口死亡。当然,地中海区域不是在这个时期遭受疟疾攻击的唯一地区;瘟疫在亚洲地区的蔓延也在该地区导致大量的人口死亡。

在中世纪,来自中东和亚洲的致命性传染病开始肆虐欧洲。在中世纪早期,据说是源起于现在的埃及、伊拉克等区域的天花和疟疾被传到了欧洲,并致使大量的人口死亡。[3] 在这些传染病(尤其是麻风病)的传播过程中,十字军起了重要作用。[4] 汉斯·辛瑟尔(Hans Zinsser)强调了这些疾病在中东地区对十字军所造成的影响:"传染病比萨拉森人(Saracens)的武装力量更有效地击退了十字军,这一点几乎毋庸置疑。"[5]

在中世纪后期,由于船舶设计的进步和海上贸易的勃兴,再加上跨大陆贸易的发展,疾病开始更为广泛地传播。正如威廉·麦克尼尔(William McNeill)所言:"1300 年以后,旧世界主要文明之间的联系变得越来越紧密,愈加频繁传播的疾病造成的影响虽然不会带来灭顶之灾,但却产生了灾难性的后果。"[6]事实上,在 14 世纪末期,黑死病开始爆发,结果带来严重的卫生和社会灾难。从 1348 年到 1349 年,尽管黑死病在西欧仅流行一年,但却在该区域造成 30%—50% 的人口死亡。商人在这种疾病的传播中起到了重要作用,因为他们在黑海周

[1]　Hans Zinsser, *Rats, Lice, and History* (New York: Black Dog and Leventhal Publishers, 1934), 119; Frederick F. Cartwright and Michael D. Biddiss, *Disease and History* (New York: Barners and Noble, 1972), 6-8.

[2]　W. Hobson, *World Health and History* (Bristol: John Wright and Sons, 1963), 16.

[3]　Jonathan B. Tucker, *Scourge: The Once and Future Threat of Smallpox* (New York: Atlantic Monthly Press, 2001), 5-6; Michael B. A. Oldstone, *Viruses, Plagues, and History* (Oxford: Oxford University Press, 1998), 81.

[4]　Hans Zinsser, *Rats, Lice, and History*, 94.

[5]　Hans Zinsser, *Rats, Lice, and History*, 155.

[6]　McNeill, *Plague and People*, 146; 199.

围的港口受到了鞑靼族人的传染。虽然大部分人都把黑死病的传播归因于淋巴腺鼠疫和肺鼠疫;然而,还有些人认为,黑死病与一次炭疽病的爆发密切相关。[1] 不管其传播机理如何,黑死病被认为是"欧洲、也可能是世界历史上最大的生物医学灾难"[2]。

鉴于黑死病的爆发,欧洲各国政府开始尝试控制被感染的旅行者和船只的流动。例如,在爆发期间,威尼斯和米兰首次阻止来自疫区的船只进入他们的港口。拉古萨共和国(the Republic of Ragusa)规定,疑似被感染的旅行者将会被隔离40天。事实上,"隔离"一词源出拉丁语和意大利语中的"四十"。到1403年,威尼斯在该市的主要海上入口设立了检疫站或检疫船,以防止被感染的船员进入。[3] 1527年,一些国家制定了一个关于要求出示检疫证书的条例,以证明进港船只在上一个停靠港没有被感染。到1665年,这种出示检疫证书的规定被大部分国家所采用。[4] 到19世纪,各国都在港口和边界设立了形式各异的检疫控制系统。[5]

麦克尼尔曾经写道:"当船只开始往返于各大洋之间时,它们既携带了商品,也携带了细菌。"[6]15世纪末16世纪初,随着西班牙殖民者进入西半球,各种疾病开始在欧洲、非洲和西半球之间传播。这些例子最能例证麦克尼尔的看法。最严重的灾难降临在拉丁美洲和加

---

〔1〕 Norman Cantor, *In the Wake of the Plague: The Black Death and the World It made* (New York: Perennial Books, 2002), 13-16.

〔2〕 Cantor, *In the Wake of the Plague*, 6; Mark Harrison, *Disease and the Modern World: 1500 to Present Day* (Cambridge, MA: Polity, 2004), 22-23; Sheldon Watts, *Epidemics and History: Disease, Power, and Imperialism* (New Haven, CT: Yale University Press, 1997), Chap. 1.

〔3〕 Harold E. Hinman, *World Eradication of Infectious Disease Diseases* (Springfield: Charles C. Thomas, 1966), 33; R. Berkov, *The World Health Organization: A Studies in Decentralized International Administration* (Geneva: Librairie E. Droz, 1957), 36; Harrison, *Disease and the Modern World*, 26;43.

〔4〕 Berkov, *The World Health Organization*, 36.

〔5〕 Neville Goodman, *International Health Organization and Their Work* (London: Churchill Livingston, 1971), 27-36.

〔6〕 McNeill, *Plague and People*, 306.

勒比海的土著居民身上。在 16 世纪和 17 世纪，由于欧洲和非洲疾病的传入，导致拉丁美洲当地印第安人 90％的人口死亡。死亡比例之高，骇人听闻。当时最致命的疾病是天花、麻疹、流感、斑疹伤寒症和疟疾；其他有害的疾病包括白喉、腮腺炎、百日咳、瘟疫和肺结核等。[1] 如果不是大量土著居民死于欧洲的传染病，在墨西哥由科特兹（Cortez）率领的或在秘鲁由皮扎罗（Pizzaro）率领的西班牙人还不一定能取得战争的胜利。除了那些由欧洲传入西半球的疾病之外，其他的疾病在 17—18 世纪由被贩卖到美洲的 1100 万非洲奴隶传入。这些疾病包括疟疾、昏睡病、血吸虫病、黄热病和象皮肿等。[2] 在 17 世纪中期，黄热病首次由非洲传到墨西哥。在随后的两个半世纪里，黄热病在南美和北美地区造成数百万人丧生。[3]

　　梅毒可能是由欧洲传到西半球的主要疾病，它也传播到世界上的其他地方。[4] 与此同时，斑疹伤寒症由从塞浦路斯岛返回家园的士兵传到欧洲，它有时也被称做"污垢疾病"，因为它盛行于又脏又破的居住环境，比如军队的驻扎地。[5]

　　欧洲人在 16—17 世纪将疾病传播到世界的很多地方。他们中的很多人也在这个时期死于各种地方性的疾病，如斑疹伤寒症、瘟疫、痢疾、伤寒症、麻疹和天花等。在 1618 年到 1648 年的 30 年战争期间，由部队传播开来的疾病对士兵和平民都造成了毁灭性的影响，特别是

---

　　[1] A. Karlen, *Man and Microbes*: *Diseases and Plagues in History and Modern Times* (New York: Simon and Schuster, 1995), 104; Jared Diamonds, *Guns, Germs, and Steel*: *The Fates of Human Societies* (New York: W. W. Norton, 1999), 210-212.

　　[2] Cartwright and Biddiss, *Disease and History*, 145; Harrison, *Disease and the Modern World*, 72-82.

　　[3] Folke Henschen, *The History and Geography of Diseases* (New York: Seymour Lawrence, 1966), 36-39.

　　[4] Cartwright and Biddiss, *Disease and History*, 54-81; Watts, *Epidemics and History*, Chap. 4; Harrison, *Disease and the Modern World*, 35-38.

　　[5] Cartwright and Biddiss, *Disease and History*, 82-112; Hans Zinsser, *Rats, Lice, and History*, 159.

斑疹伤寒症。[1] 到 17 世纪末期,瘟疫基本上从欧洲消失。[2] 从全球卫生的角度看,17 世纪很明显的一个方面就是,首次出现同类疾病几乎在全世界所有地区都存在的状况。正如麦克尼尔所言:"16 世纪以后,没有任何大国能够真正地置身于疾病网之外,欧洲的交通线已经跨越了整个地球的海洋和海岸线。"[3]

19 世纪早期,关于传染病的国际传播,人们抱有乐观和悲观两种态度。一方面,威廉·金纳(William Jenner)在 1796 年研制了天花疫苗,这一进展不久就对大部分工业化国家产生了深远的影响。另一方面,18 世纪 90 年代晚期到 1815 年间的拿破仑战争传播的疾病(特别是斑疹伤寒症和痢疾)引发了士兵和平民的大量死亡。[4] 此外,19 世纪爆发了六次霍乱疫情。在 1817 年首次爆发的霍乱疫情自印度次大陆传播开来。霍乱从亚洲传播到世界各地,每次爆发都造成数百万人死亡。[5] 19 世纪霍乱的大流行已成为影响国际卫生的主要问题,尽管当时西半球的黄热病的传播也是一个严重问题。如何控制霍乱传播,这成为中东地区的一个特定问题,尤其是在沙特阿拉伯的麦加地区和麦地那地区,因为这些地区吸引了大量穆斯林朝圣者。从 19 世纪 20 年代到 40 年代,中东地区成立了许多卫生委员会,其中最重要的是位于亚历山大港(1820)、君士坦丁堡(1839)和丹吉尔(1840)的卫生委员会。[6] 这些委员会一般都由当地成员和欧洲成员组成,从而在控制潜在的传染病传播方面确保欧洲的影响。[7] 在这些地区机

----

〔1〕　Cartwright and Biddiss, *Disease and History*, 83; 133;145.

〔2〕　McNeill, *Plague and People*,154.

〔3〕　McNeill, *Plague and People*,212.

〔4〕　Hobson, *World Health and History*, 32; Zinsser, *Rats, Lice, and History*, 163-164; Cartwright and Biddiss, *Disease and History*, 82-112.

〔5〕　McNeill, *Plague and People*,233; Charles Winslow, *The Conquest of Epidemic Diseases* (Princeton, NJ: Princeton University Press, 1943), 277; Watts, *Epidemics and History*, Chap. 5.

〔6〕　1843 年,亚历山大卫生委员会被埃及公共卫生委员会所取代。

〔7〕　Oleg Schepin and Waldeermar Yermakov, *International Quarantine* (Madison, WI: International University Press, 1991), 37-62.

构产生之后,各国又在 1851 年到 1897 年间召开了 10 次国际卫生会议。直到 19 世纪 90 年代在医学科学方面取得一些重要进展之后,各国才在这些会议上成功达成了一些重要协定。其中,1903 年达成的《国际公共卫生条例》(the International Sanitary Regulations, ISR)成为第一个主要的全球卫生协定。[1] 在此后不久的 1907 年,成立了第一个主要的全球卫生机构——国际公共卫生办公室(Office International d'Hygiene Publique,OIHP)。国际公共卫生办公室实际上担负着监督和修改《国际公共卫生条例》的职责。[2]

在 19 世纪末 20 世纪初,由于两个方面的原因,全球卫生状况发生了重大变化。首先,公共卫生基础设施的建设和应用显著提高,尤其是在污物处理和保护性的清洁水的供应方面;其次,科学家了解病原体的能力显著提高,因此可以研制对应的疫苗和药物。在 19 世纪八九十年代,法国的路易·巴斯德(Louis Pasteur)和德国的罗伯特·柯赫(Robert Koch)分离出了三种能引发重大传染病的病原体,分别是炭疽、肺结核和霍乱。显微镜的显著发展是取得医学科学进步的一个主要因素,因为这使得研究人员在历史上首次能够看到并且研究引发疾病的微生物。[3] 这一时期医学科学知识的大发展被谢尔登·瓦兹(Sheldon Watts)称为"近代医学的开端",被汉斯·辛瑟尔称为"西方世界流行病历史的转折点"。[4] 医学科学知识的增长和治疗效果

---

〔1〕　Richard N. Cooper, "International Cooperation in Public Health as a Prologue to Macroeconomic Cooperation," in *Can Nations Agree? Issues in International Economic Cooperation*, edited by Richard N. Cooper, Barry Eichengreen, C. Randall, Henning Gerald Holtham, and Robert D. Putnan (Washington, DC: Brookings Institution, 1989), 183-190; Norman Howard-Jones, *International Public Health between the Two World Wars: The Organizational Problems* (Geneva: WHO, 1978).

〔2〕　Goodman, *International Health Organization and Their Work*, 46-68; David P. Fidler, *International Law and Infectious Diseases* (Oxford: Clarendon Press, 1999), Chap. 2.

〔3〕　McNeill, *Plague and People*, 277.

〔4〕　Sheldon Watts, *Diseases and Medicine in World History* (New York: Routledge, 2003), xii; Zinsser, *Rats, Lice, and History*, 290; Oldstone, *Viruses, Plagues, and History*, Chap. 2; Harrison, *Disease and the Modern World*, Chaps, 5-6.

的提高使得战争中死亡的人数明显下降。在此之前，疾病比战争导致
了更多的士兵死亡。[1] 由于 19 世纪在医疗方面所取得的进步，在普
法战争（1870—1871）中，普鲁士军队首次出现死于传染病的士兵人
数少于死于战斗创伤的士兵人数的现象。这确实是个了不起的成就，
尽管其真伪令人怀疑。[2]

在 19 世纪的最后 10 年中，医学科学得到了长足的发展。1891
年，出现了治疗白喉病的药品。[3] 1896 年，预防伤寒的疫苗问世。
1898 年到 1900 年期间，在发现疟疾和黄热病都是由蚊虫叮咬而传播
之后，人们在古巴和巴拿马运河区采取了诸多措施来消灭蚊子，有效
地减少了疟疾和黄热病的复发。[4] 从 1910 年到 1912 年，人们又发现
虱子是传播伤寒病的罪魁祸首，这一发现极大地降低了二战期间死于
伤寒病的人数。尽管在 20 世纪前几十年中，疫苗和药物的发展给传
染病防治带来了一些有利的影响；但是，在一战后期以及战后余波中
再次出现了严重的流行病。例如，1917 年到 1921 年间，在东欧和苏联
地区有 300 万人死于斑疹伤寒病。而最严重的一次是 1918 年至 1919
年间持续了 18 个月的世界性流感，即西班牙流感。据估计，此次流感
的传播造成 2000 万至 1 亿人死亡。虽然流感肆虐的时长还不到一战
时长的一半，但其造成的死亡人数却数倍于一战时。[5]

1903 年通过的《国际公共卫生条例》标志着国际卫生合作现代史
的开启。在很大程度上，制定这些条例的目的在于防止传染病从发展
中国家蔓延到工业化国家，防止非工业化国家的隔离监测措施阻碍国
际贸易活动。它们呈现出如下显著特点：首先，该条例仅涵盖了霍乱

〔1〕 McNeill, *Plague and People*, 344.
〔2〕 Fidler, *International Law and Infectious Diseases*, 55.
〔3〕 McNeill, *Plague and People*, 246.
〔4〕 Laurie Garrett, *The Coming Plague : Newly Emerging Diseases in a World Out of Balance* (New York：Farrar, Strauss and Giroux, 1994), 66-70；Cartwright and Biddiss, *Disease and History*, 145-150.
〔5〕 Gina Kolata, *Flu：The Story of the Great Influenza Pandemic of* 1918 *and the Search for Virus That Caused It* (New York：Farrar, Strauss, and Giroux, 1999), 7.

和瘟疫,1912 年才加上了黄热病。1926 年,回归热、斑疹伤寒症和天花这三种在发达国家和发展中国家都很盛行的疾病被纳入《国际公共卫生条例》之中。然而,因为霍乱、瘟疫和黄热病这三种传染病对西方世界构成的威胁最为严重,所以在关于《国际公共卫生条例》的谈判中受到重视。其次,该条例强调了政府通报在其领域内疾病爆发事件的必要性,并且要求各国按照具体标准对待被感染的旅行者和海员。为了防止商业利益因国际船运的耽搁而受损,《国际公共卫生条例》禁止港口当局强制实施比条例中所规定的更严厉的措施。

两次世界大战期间,由于人们在新疫苗和补救药物的研发中采取了得力措施,在传染病研究方面成就斐然。在 20 世纪二三十年代,针对白喉、百日咳、破伤风和黄热病的疫苗问世。在 30 年代中期,科学家研制出了治疗疟疾的药物氯喹,用以取代奎宁。1939 年,科学家发现了有效的抗生素——青霉素。经证实,青霉素比其他药品在治疗梅毒和淋病方面更为有效。[1] 在 20 世纪 30 年代后期和 40 年代,能有效治疗小儿麻痹症、脑膜炎,甚至是肺结核的磺胺类药剂被研制出来。[2] 在公共卫生领域,两次世界大战期间,净化水的方法的提高降低了伤寒肠热病和胃肠炎的发病率。[3] 二战期间,卫生方面的一个主要进步就是杀虫剂滴滴涕(DDT)的研制。滴滴涕的问世和广泛应用大大降低了消除蚊子和虱子的难度。在当时,蚊子和虱子被认为是造成疟疾、黄热病和斑疹伤寒症传播的罪魁祸首。[4]

与此同时,航空工业领域取得的重大突破为国际旅行打开了方便之门。20 世纪 30 年代后期,首批载人飞机问世,并且可以完成横跨大

---

[1] Cartwright and Biddiss, *Disease and History*, 80.

[2] Watts, *Diseases and Medicine in World History*, 135.

[3] Carol Lancaster, "The Chinese Aid System," *Center for Global Development* June 2007:497-498, http://www.cgdev.org/content /publications/detail/13953/.

[4] Cartwright and Biddiss, *Disease and History*, 223; Harrison, *Disease and the Modern World*,149-150.

西洋的飞行。[1] 正是由于这些进步，航空旅行在二战的最后几年开始激增，加速了疾病的国际传播。[2]

在两次世界大战之间的几十年中，国际卫生合作也取得了一定的进展。其中，1923 年国际联盟卫生组织（the League of Nations Health Organization，LNHO）的成立最引人注目。很多卫生专家希望将其与国际公共卫生办公室合并。但这种愿望由于美国拒绝加入国际联盟卫生组织而未能实现。国际联盟卫生组织致力于收集和分享关于非工业化国家的疾病信息，同时也提供一些卫生技术方面的援助。此外，国际社会还在 1924 年达成关于控制性病的公约，1932 年达成关于航空的公约。[3]

1948 年成立的世界卫生组织取代了国际公共卫生办公室和国际联盟卫生组织，也接管了国际公共卫生办公室修订《国际公共卫生条例》的任务。在 1951 年和 1969 年，世界卫生组织对该条例进行修订，并将其重新命名为《国际卫生条例》（International Health Regulations，IHR）。在 1969 年和 1981 年，鉴于回归热、斑疹伤寒症和天花等传染病在全球（特别是在工业化国家）不再构成严重健康威胁，《国际卫生条例》将这些疾病从清单中删除。

在 20 世纪 40 年代后期至 80 年代之间的几十年中，人们对消除和控制传染病的前景较为乐观。在 20 世纪的后半叶，5 岁以前死于疾病的人数比例显著下降，所以有人把这一时期称为"流行病的变革"时代。[4] 作为后来的美国首席卫生官，威廉·斯图尔特（William H. Steward）是乐观主义者的代表人物。他在 1967 年声称："我们到了该

---

[1]　首批载人飞机可以搭乘 20 个乘客。

[2]　James E. Vance, *Capturing the Horizon: The Historical Geography of Transportation since the Transportation Revolution of the Sixteenth Century* (New York: Harper and Row, 1986), 57-65.

[3]　Goodman, *International Health Organization and Their Work*, 107-137; Howard-Jones, *International Public Health between the Two World Wars*, 21-28; Fidler, *International Law and Infectious Diseases*, 50-51.

[4]　Watts, *Diseases and Medicine in World History*, 27.

合上关于传染病的书籍,并把我们国家的注意力(财力)转移到……慢性疾病上的时候。"[1]"每一种病菌都有治疗药物",该流行语是这种乐观看法的充分体现。威廉·斯图尔特认为,人类正在通过利用科学手段,走向战胜传染病的胜利之路。1955 年,针对小儿麻痹症的沙克疫苗的问世更是激发了人们对传染病控制的乐观主义。从 1965 年到 1970 年,预防麻诊、腮腺炎、肝炎、水痘和风疹的疫苗也被研制出来。最后,世界卫生组织在 1966 年到 1977 年间发起了根除天花的全球计划。该计划产生了深远的影响,在全球范围内成功根除了天花。[2]这是迄今为止人类历史上第一个也是唯一一个成功根除疾病的传染病项目。除了那些已经被用来控制特定疾病和术后感染的盘尼西林之外,一些新的抗生素的成功研制也推动了战后几十年的卫生进展。[3]

20 世纪 80 年代,传染病方面的医学知识逐渐发展,如 1981 年研制出了乙肝疫苗。然而在同年也发现了艾滋病。艾滋病的出现更加说明,根除传染病的乐观主义存在误导性。事实上,在 20 世纪 90 年代和 21 世纪初还出现了一些新型疾病,很多已知疾病开始复发,一些疾病的抗药性也扩散开来。

在过去的 15 年中,随着信息技术的进步和诸多致力于促进健康的非政府组织的成立,在疾病的监测方法方面也取得了重要进展。另外,世界卫生组织在突发事件的治理方面也成为一个更有效的行为体。该领域的诸多进展被纳入到世界卫生组织的"全球疫情警报与反应网络"(Global Outbreak Alert and Response Network,GOARN)之中,很多新的监测方法也被纳入《国际卫生条例》(2005)。同时,关

---

[1] Quoted in Garrett, *The Coming Plague*, 33.

[2] Watts, *Epidemics and History*, Chap. 3. Fenner F., D. A. Henderson, I. Arita, Z. Jezek, and I. D. Ladnyi, *Smallpox and Its Eradication* (Geneva: WHO, 1988); Tucker, *Scourge*, 125-127.

[3] Harrison, *Disease and the Modern World*, 167-168.

于疾病控制的指导方针和遵守措施也得到了扩展。更为重要的是，为帮助改善发展中国家卫生标准而投入的财力和物力在形式和幅度上都有了显著提高。这些后来的变化表明，工业化国家更关心国内卫生状况的改善，而不是尽力控制疾病的跨国传播。

当今世界上一个引人注目的现象就是工业化国家的人均寿命在两个世纪内已经从 40 岁逐渐延长到 80 岁，这主要是由于传染病的影响在削弱。正如在 2001 年《纽约时报》的三位记者所言，"历史上最大的杀手和施害者已经逐个被战胜或驯服"。[1] 尽管这种说法在西方世界引起了一定的共鸣，但很确定的是，发展中国家的状况并非如此。发展中国家与发达国家在良好的卫生保健供应方面存在差距，正因如此，关于传染病控制的话题在当今时代依然举足轻重。

疾病的全球影响：现代概述

2001 年，大约有 5700 万人死亡。据估计，其中的 1/3 本来并非无可救药，因为我们已经掌握了关于这些疾病的相关医学知识，并且也有了治疗的能力。每年有数百万的儿童和成人死于可以预防和治疗的传染病。在全民医疗保健服务、药品、食物和干净的水等方面的有效供应将会大幅度改观目前的疾病负担和传播状况。[2]

在 2002 年，大约也有 5700 万人死亡。其中的 1050 万人是 5 岁以下的儿童，而这其中的 98％发生在发展中国家。[3] 即使不占大多

〔1〕　Judith Miller, Stephen Engelberg, and William Broad, *Germs: Biological Weapons and America's Secret War* (New York: Simon and Schuster, 2001), 37.

〔2〕　David Heymann, "Evolving Infectious Disease Threats to National and Global Security," in *Global Health Challenges for Human Security*, editde by Lincoln Chen, Jennifer Leaning, and Vasant Narasimban (Cambridge, MA: Harvard University Press, 2003), 118.

〔3〕　World Health Organization, *Global Defense against the Infectious Disease Threat* (Geneva: WHO, 2002), 176.

数,许多夭折的儿童本来可以通过注射疫苗进行预防、通过药物进行治疗,这些疫苗和药物在工业化国家是很普通的。世界银行在其 1993 年发布的报告中提到:"发展中国家儿童的死亡率大约是发达国家的 10 倍,如果贫困国家的儿童死亡率降低到富裕国家的程度,儿童死亡数量每年将会减少到 1100 万以下。"[1]在发展中国家,死于传染病的人数占总死亡人数的 30%,在撒哈拉以南的非洲地区,这个数字高达 50%。这与发达国家仅为 1% 的传染病死亡率形成鲜明的对比。更令人不安的是,目前发展中国家的健康状况似乎正在变得更糟。事实上,"比起 10 年前,35% 的非洲儿童正在面临着更大的死亡威胁……而那些侥幸度过童年的孩子却又面临比 30 年前还要严重的成人死亡率"[2]。

在全球层面,人的预期寿命已经在 20 世纪后半叶延长了将近 20 年。1950—1955 年间,人类预期寿命是 46.5 年;2002 年是 65.2 年。[3] 毫无疑问,这是一个积极的现象。然而,并不是每个国家都能够取得健康方面的进步。预期寿命范围表明了贫富国家之间存在的巨大鸿沟。一位日本妇女预计能活 85 岁,然而一位塞拉利昂妇女却只能活 35 岁。近期研究显示,预期寿命在非洲部分地区实际上正在缩短,造成这种现象的一个主要原因就在于艾滋病的流行。[4]

对人类而言,艾滋病、肺结核和疟疾是三种最致命的疾病。它们造成的死亡人数占传染病死亡人数的 1/3 以上,高达 39%。[5] 再加上其他的疾病,如肝炎、霍乱和流感等,这些传染病每年夺去世界上数

---

[1] World Bank, *World Development Report*, *Investing in Health* (Washington, DC: World Bank, 1993), 1.

[2] World Health Organization, *Global Defense against the Infectious Disease Threat*, Chap. 1.

[3] World Health Organization, *Global Defense against the Infectious Disease Threat*, Chap. 1.

[4] World Health Organization, *Global Defense against the Infectious Disease Threat*, Chap. 2.

[5] Heymann, "Evolving Infectious Disease Threats to National and Global Security," 118.

百万人的生命。然而,单单是死亡人数的统计并不能准确说明全球性疾病的负担,因为这并没有包括在死亡之前因病造成的病态和劳动力损失。

鉴于这一点,世界银行在 1993 年发布了题为《为健康投资》的世界发展报告,其中引入了"伤残调整生命年"(Disability Adjusted Life Years,DALYs)这个概念。所谓"伤残调整生命年",是指由于过早的死亡和残疾而造成的丧失健康生活的年份。尽管人们对这个概念背后的数学模型颇有争议,但是这个方法十分重要,因为它使得经济学家和公共卫生专家能够更深刻地理解疾病所带来的损失,尤其是在发展中国家。例如,肺结核每年造成大约 200 万人死亡;然而,"伤残调整生命年"显示的疾病负担更为沉重。因为许多结核病患者因病无法继续工作,所以除了 200 万人的生命损失外,肺结核还造成 3600 多万伤残调整生命年的健康的工作生产损失。疟疾每年造成大约 100 万人死亡,导致了高达 4200 多万伤残调整生命年的损失。其他能够引发大规模经济损失的疾病还包括淋巴丝虫病和盘尾丝虫病(河盲症)。这些疾病虽然致人虚弱,但并非致命,所以与那些高致死率的疾病相比,这些疾病没有得到足够的重视。然而,"伤残调整生命年"的计算方法告诉我们,这两种疾病分别造成 500 万和 100 万伤残调整生命年的损失,给这些疾病盛行的发展中国家的个体、家庭和社会带来了严重的经济损失。[1]

鉴于疾病对经济的影响,世界卫生组织的宏观经济和卫生委员会

---

〔1〕 C. J. L. Murray, "Quantifying the Burden of Disease: The Technical Basis for Disability Adjusted Life Years," *Bulletin of the World Health Organization* 72:3 (1994): 429-445, http://whqlibdoc. who. int/bulletin/1994/Vol72-No3/bullitin_1994_72(3)_429-445. pdf; C. J. L. Murray and A. D. Lopez, "Quantifying Disability: Data, Methods and Results," *Bulletin of the World Health Organization* 72:3 (1994): 481-494, http://whqlibdoc. who. int/bulletin/1994/Vol72-No3/bullitin_1994_72(3)_481-494. pdf; Sudhir Anand and Kara Hansen, "DALYs: Efficiency versus Equality," *World Development* 26: 2 (1998): 309; World Health Organization, *The World Health Report* 2002: *Reducing Risks, Promoting Health Life* (Geneva: WHO, 2002), Annex 3.

（Commission on Macroeconomics and Health）在 2001 年发表了一个报告，其中详细叙述了健康促进和经济发展之间的诸多联系。该报告表明："健康与减贫和可持续的经济发展密切相关，其中紧密的联系超乎了我们的想象，如果在健康方面增加投资，那么每年将会为低收入国家带来高达几千亿美元的收入。"[1]

众所周知，卫生与经济发展相互依赖。近年来，卫生的另一个影响因素愈发凸显，这就是全球安全关系。自从美国的"9·11"恐怖袭击事件发生后，越来越多的人认为，卫生领域与安全领域存在着非常重要的联系。卫生问题主要以两种方式影响着全球安全。首先，恐怖分子有可能使用致病的生物药剂实施生物恐怖袭击，这一点显而易见。例如，1966 年奥姆真理教使用沙林神经毒气袭击了东京地铁，"9·11"事件后发生了炭疽袭击事件，这是两个最为人知的例子。其次，疾病的全球传播将会削弱一个国家的基础设施，并引起政治动荡和骚乱，虽然这种影响方式不是那么直接，但也同样严重。迄今为止，很多专家都将艾滋病在非洲的蔓延视为一个安全问题，因为艾滋病问题将在这些国家引发社会问题和政治不稳定。[2]

正如之前的讨论所表明的那样，近来的很多研究都反复地强调了这样一个信息：发达国家在控制传染病的全球传播方面是既得利益者。然而不幸的是，由于已知疾病的复发和抗药性的增强，这种令人不安的发展趋势使得疾病控制变得更加艰难。近几十年来，那些引发传染病的很多病原体已经对传统药物产生了抗药性，这就使得这些疾病更难被治愈。更严重的是，在最常见的疾病传播媒介中，各种各样的蚊子也正在表现出对现有杀虫剂的抗药性，结果，如何控制疟疾、登

---

[1] Commission on Macroeconomics and Health, *Macroeconomics and Health: Investing in Health for Economic Development*, 1, 16.

[2] Richard Holbrooke, "Battling the AIDS Pandemic," *AIDS: The Threat to World Security* (Electronic Journal of the U. S. Department of State) 5:2 (July 2000), http://usinfo.state.gov/journals/itgic/0700/ijge/gj01.htm.

革热和西尼罗河脑炎等疾病的传播就成为一个愈发艰难的任务。

疾病治疗难度的增加并不仅仅表现在已知的疾病方面。自从 20 世纪 80 年代早期开始,新发疾病以大约每年一种的速度出现。更令人不安的是,迄今为止还没有研制出针对这些新发疾病的有效治疗药物和疫苗。[1]很多因素导致了新发疾病的涌现。人口的增长意味着人类进一步侵占原先的无人居住区,增加了人类与野生动物接触的机会,其中一些动物还是致病的病原体的宿主,而这些病原体对人类来说颇具危险性。此外,随着人口数量的增长,特别是在那些经历了显著社会经济进步的地区(比如中国),人们对肉质产品的需求逐渐增加,被宰杀的猪和鸡的数量已经呈现出几何级的增长,结果加剧了人类感染人畜共生传染病的威胁。

埃博拉病毒、SARS 和禽流感等近来发现的疾病都具有致命性,并且都还没有出现有效的治疗药物。人们对这些疾病的全球流行愈发担忧。其中一个原因在于,当前交通技术的发展增加了人类与未知并且可能致命的细菌、病毒和寄生物接触的可能性。另外一个原因在于,随着快捷长途旅行的发展,人类在几天内将致病病原体传遍全球的可能性增大。据世界旅游组织(the World Tourism Organization)估计,[2]2002 年的国际旅客超过 7 亿人次,其中每天有 140 万人乘飞机旅行。[3] 根据美国医学研究所(U. S. -based Institute of Medicine)发布的报告,"自 1800 年以来,人均旅行量已经增长了 1000 多倍。[4] 伴随全球旅行人数的增加,传染病传播的威胁也在增加"。更为悲观

----

〔1〕　Laurie Garrett, "Microbial Threats and the Global Sociey," *Emerging Infectious Diseases* 2 (1996): 73; World Health Organization, *Global Defense against the Infectious Disease Threat*, 175.

〔2〕　世界旅游组织是联合国的一个专门机构,主要负责国际旅游方面的促进、协调和治理。该组织估计,在 1950 年,国际旅游达 2500 万人次,而到 2020 年,该数字将会增加 100 多倍,大约高达 15.6 亿人次。

〔3〕　World Tourism Organization, "Facts and Figures," http://www. worldtourism. org/facts/menu. html.

〔4〕　Institute of Medicine, *Microbial Threats to Health*: *Emergence*, *Detection*, *and Response* (Washington, DC: National Academic Press, 2003), 107.

的看法是：

　　　　旅行的速度已经致使大部分现存的边界或港口医疗评估机
　　构无法辨别出那些可能携带影响公共健康的传染性疾病的旅行
　　者。快捷的航空旅行使得人们能够在传染病的潜伏期内进行跨
　　国流动。[1]

　　以下例子充分说明了交通技术的发展所带来的后果。1994 年 9
月,印度的苏拉特市（Surat）爆发了鼠疫疫情,并很快在世界范围内
引起了恐慌。结果,50 多万居民在消息公布后的 48 小时内乘坐公共
汽车、火车以及其他可搭乘的各类交通工具逃离家园。[2] 这些可能
已经接触过瘟疫的 50 多万人迅速散布于印度次大陆,在医学专家开
始控制苏拉特这个城市之前就已经无影无踪。值得庆幸的是,在苏拉
特发现的瘟疫的烈度相当轻微,死亡率也比较低,结果总共造成 56 人
死亡。尽管如此,该事件依然表明,一种致命疾病有可能在非常短的
时间内演变成全球问题,这也表明了制定应急计划的必要性。[3]
　　正如前文所示,当前的全球传染病形势颇为复杂。为了便于读者
比较容易地理解,作者在附录 A 中采用表格的形式,排列编组了全球
疾病负担的不同方面。随后还在表格数据的基础上提供了一些模式
分析。关于本研究的探讨涵盖了多种传染病,随后的分析只包含了具
有代表性的疾病的交叉部分,因为这些疾病造成了大量人口的感染和
死亡。[4] 之所以在表 1 至表 5 中列出疾病的目录,目的并不在于对传

---

　　[1]　B. D. Gushulak and D. W. MacPherson,"Population Mobility and Infectious Dis-
eases: the Diminishing Impact of Classical Infectious Diseases and New Approaches for the
21st Century,"*Clinical Infectious Diseases* 31 (2000): 777.
　　[2]　Garrett,"Microbial Threats and Global Security," 73.
　　[3]　Laurie Garrett, *Betrayal of Trust: the Collapse of Global Public Health* (New
York: Hyperion Books, 2000), Chap. 1.
　　[4]　所有关于疾病的描述并不是为了医疗目的,而是为本书提供必要的背景信息。
同样,所有的图表和数据都是大约数,可能会发生变化。

染病进行一个全面地回顾，而是在于强调现今引发严重健康问题的代表性疾病的信息。

表1是关于特定疾病的感染者数目。表2提供了关于每年死于这些疾病的人数信息。表3则是关于疾病区域传播的信息，即了解这些疾病的传播地理范围，主要是在发达国家传播还是在发展中国家传播，抑或是在全球传播。如果发达国家和发展中国家都至少有2％的感染者，那么这种疾病就被定为全球传播。表4对大部分严重的传染病进行分类，并且说明这些疾病是否有有效的疫苗和药物。最后，表5提供了关于这些疾病死亡率的数据。

表1显示，世界上有大量传染病患者。超过10亿的人口已经感染了六大传染病中的一种。大部分人可能会想到，在这个列表中会出现肺结核和流感，但是他们不会想到，幽门螺旋杆菌、乙型肝炎、蛔虫病和钩虫病也榜上有名。幽门螺旋杆菌、肺结核和乙型肝炎是三种最广泛的传染病，造成了数十亿人感染。然而，事实上，只有一小部分人表现出疾病的症状。此外，疟疾、大肠杆菌、血吸虫病、丙型肝炎、志贺氏杆菌、轮状病毒以及淋巴丝虫病等七种疾病每年造成1亿—10亿人感染。下一组疾病包括14种，这些疾病造成的感染人数在100万—1亿之间，艾滋病位列其中。有趣的是，这个表格所列出的54种疾病中，其中19种传染病感染者的数量还不到5万例，12种传染病的感染者数量不到1000例。还有一个现象也很有趣，虽然有些疾病的病例最多，但致死率却比较低。事实上，位居前10位的传染病的致死率都不超过1％。

表2中显示的死亡数据与表1形成有趣的对比。排在前五位的致命疾病分别是艾滋病、肺结核、志贺氏杆菌、疟疾和肺炎链球菌。它们各自每年造成的死亡人数从100万到300万不等。有意思的是，尽管公众关注像埃博拉病毒和SARS这样的新发疾病，但从致死率看，最严重的疾病是前四种已知的疾病。有11种疾病每年导致10万—100万人死亡，7种疾病造成2万—6万人的死亡；有23种疾病每年造

成的死亡病例不到 100 人，其中很多疾病还是只有跟其他的健康问题并发才会引起死亡。前四种疾病造成的死亡人数占 61％，接下来的 9 种疾病占总死亡人数的 33％。我们可以从中得出一个重要结论，即为了大力降低死亡率而必须要控制的疾病的数量相当少。

表 3 主要是关于疾病在发达国家和发展中国家的地理传播。在某种程度上，传染病在发展中国家是个很严重的问题。局限于发展中国家的疾病有 30 种。相比之下，局限于发达国家的疾病却只有 1 种，即军团病（Legionnaire's disease）。既在发达国家流行又在发展中国家流行的疾病有 22 种。然而，在这类疾病中，发达国家所承担的疾病负担比例非常小，仅为 2％或者更少。这就意味着，除了流感、丙型肝炎和艾滋病之外，即使是在世界范围内传播的其他疾病方面，发展中国家也是主要的受害者。相对来说，流感是一种真正的全球性疾病，这些病例分布在世界各地；丙型肝炎主要发生在西太平洋地区和非洲，但大约 15％的病例发生在发达国家；5％的艾滋病病例发生在发达国家。

表 4 主要是关于这些疾病是否存在有效的疫苗和治疗药物。这个问题对于如何采取疾病控制措施至关重要。目前有 9 种疾病既有有效的疫苗，也有治疗药物；另外有 4 种疾病只有疫苗。换言之，在 51 种疾病中只有 13 种有疫苗。总体来说，38 种疾病存在有效药品（其中 9 种疾病也有疫苗）。这就意味着，有 13 种疾病既没有疫苗，也不存在有效药。不幸的是，这其中就包括艾滋病和丙型肝炎，这两种疾病在全球范围内造成大量的感染和死亡。本表还表明，疫苗的存在不是必然表明可以有效地控制这些疾病。例如，尽管近来国际社会努力抗击麻疹，并且已经大大降低病例数目和死亡数目，但是这种疾病每年造成的感染者仍然高达 2000 万人，造成将近 35 万人死亡，其中绝大部分是发展中国家的儿童。尽管自从 1963 年以来，发达国家可以轻易地获得有效的麻疹疫苗，但是发生在发展中国家的悲剧依然在上演。

表 5 是关于相关疾病的致死率。在致死率超过 10％的这组疾病

中,只有两种造成了大规模的死亡事件:艾滋病和口颊坏疽,每年分别造成 300 万和 45 万人死亡。在 12 种致死率为 1%—10% 的疾病中,仅有麻疹(每年 75 万人死亡)和伤寒症(每年 60 万人死亡)两种疾病造成大规模死亡。有趣的是,致死率不到 1% 的 18 种疾病每年造成的死亡人数最多。例如,肺结核每年夺去 200 万人的生命,志贺氏杆菌每年致死人数 110 万,疟疾 100 万,轮状病毒 74 万,丙型肝炎 60 万,乙型肝炎 50 万,流感 37.5 万。这就说明,尽管像埃博拉病毒这样的致命疾病耸人听闻,但是,为了在全球范围内减少因传染病而造成的死亡人数,我们需要与更多的世界性的疾病作斗争,如肺结核和志贺氏杆菌等。

本研究的分析框架

本章的第三和第四部分对本研究的定义和方法进行了分析。通过对传染病影响的全球卫生治理进行讨论,阐述了全球卫生治理中行为体之间的合作性质。关于全球治理,我们是指那些试图影响特定国际问题性质的国家、政府间组织和非政府组织之间的合作活动。本研究阐述了两个主要问题:

(1)控制传染病出现和传播的全球治理是如何发展的? 这种发展的治理体系如何影响了全球卫生状况?

(2)有哪些进展和条件对国际卫生治理产生特别的影响?

国际治理的描述

詹姆斯·罗西瑙(James Rosenau)在其所著的《没有政府统治的治理》中首次提到治理的概念,用来描述国际行为体之间的合作。他写道:

政府治理与政府统治不是同义语。虽然都是指有目的的行为、以目标为导向的活动和规则体系,但政府统治指受到正式权威和警察力量支持,以确保实施那些被恰当地制定政策的活动。但是,治理指由共同的目标所支持的活动,这些目标可能不是来自于法定的或正式规定的责任,它们不必借助警察力量来克服抵制和得到遵守。[1]

约翰·鲁杰(John Ruggie)以类似的方式陈述了同样的定义性问题。他认为:"在社会组织的任何层面,治理都是指借助权威的制度、机构和规则来管理公共事务。"[2]他接着强调了跨国治理行为体的重要性,这些也恰恰在本研究中占有非常重要的地位。"现在全球治理事务中的'公众'不只包括政府,也包括社会行为体,对他们来说,领域性不是主要的组织原则,国家利益不是核心动力。"[3]罗伯特·基欧汉(Robert Keohane)和约瑟夫·奈(Joseph Nye)从一个稍微不同的角度分析了治理的定义。他们指出,治理是"正式或非正式的、用以指导和限制一个群体的集体活动的过程和机制"。[4]他们强调了治理的重要性和多样性。这些定义构成了我们在本研究中使用的定义的基础。因此,通过将上述观点与全球治理的概念进行整合,我们将会得到以下结论:全球治理是指创立正式和非正式的机制和规则,以此

〔1〕 James N. Rosenau, "Governance, Order, and Change in World Politics," in *Governance without Government: Order and Change in World Politics Vol. 20: Cambridge Studies in International Politics*, edited by James N. Rosenau (Cambridge: Cambridge University Press, 1992), 4.

〔2〕 John G. Ruggie, "American Exceptionalism, Exceptionalism and Global Governance," in *American Exceptionalism and Human Rights*, edited by Michael Ignatieff (Princeton, NJ: Princeton University Press, 2005), 307.

〔3〕 Ruggie, "American Exceptionalism, Exceptionalism and Global Governance," 308.

〔4〕 Robert O. Keohane and Joseph S. Nye, "Introduction," in *Governance in a Globalizing World*, edited by Joseph Nye and John Donahue (Washington, DC: Brookings Institution Press, 2000), 12.

来管理政府和非政府行为体之间的相互依赖关系。这个全球治理概念的一个主要特征就是,它涵盖了公共和私人行为体之间的相互制约,而且这些国家和非国家行为体赋予了决策的机构和规则的合法性。

本研究指出并解释了全球卫生政治活动的参与者用来控制传染病传播的三种主要战略。[1] 战略是指那些能改变国际问题性质,并且能使不同团体收益最大化和成本最小化的活动。在本研究中,关键的问题是传染病的发病率、致死率及其对商业、发展和安全的影响。就卫生治理而言,这三种战略分别是:

(1)增强传染病监测能力,传播关于传染病影响的知识;

(2)为应急干预和长期的健康促进项目提供经济和物质帮助;

(3)通过相关规则来规定和禁止特定行为。

第一种关于监测的战略就是如何增加透明度的问题。因为政治行为体需要相关问题的详细知识来制定有效的调节和合作协议,所以对于大部分国际问题的管理而言,监测战略至关重要。监测需要收集问题领域的关键活动和事件的信息。就本研究而言,它包含疾病爆发及其所造成的后果等方面的信息采集。在全球背景下制定监测战略的一个关键问题就是,国际组织是否应该仅仅依赖官方提供的信息,抑或政府和非政府的信息来源都可以采纳? 在传染病的控制机制方面,各国政府多年来一直坚称,监测应该局限于政府的通报。在这一方面和其他诸多问题领域,技术发展对国际机制的发展已经产生了重要影响。例如,由于因特网的普及使得大量信息在国家间迅速传播,所以政府越来越难以控制本国信息的流出。

第二种战略就是对应急干预和长期的预防和治疗项目提供经济

---

〔1〕 关于国际组织功能的分类,参见 Robert W. Cox, Harold K. Jacobson, Gerald and Victoria Curzon, Joseph S. Nye, Lawrence Scheinman, James P. Sewell, and Susan Strange, *The Anatomy of Influence*: *Decision Making in International Organization* (New Haven, CT: Yale University Press, 1973).

和物质援助。可以认为,在过去的半个世纪里,国际卫生治理机制中最重要的变化就是多边经济援助的增加和全球卫生伙伴关系(GHPs)的发展。[1] 全球卫生伙伴关系拥有着不同的行为体,其中包括国家、政府组织、非政府组织、慈善基金会和私营公司等行为体之间的诸多合作。随着对疾病和政治化的卫生问题的意识日益增加,这些伙伴关系对全球卫生机制产生了重要影响,并在很多方面促进了对发展中国家的卫生服务提供者的财政支持。此外,全球卫生伙伴关系还为物质和非物质援助的提供拓展了新的渠道。不足为奇的是,现在关于投入到全球卫生问题方面的资助数量众说纷纭。目前,有高达数百亿美元,甚至有可能是数千亿或上万亿美元的资金投入到与全球卫生有关的项目之中。很多之前对全球卫生项目并不感兴趣的行为体也积极地参与其中。这些行为体就如何使用资金进行了辩论。如何增加援助的有效性并保证资金捐赠者实现他们的治理目标,正在成为全球卫生治理机制中一个不可或缺的部分。

　　第三种战略则是规则的制定,这也是大部分国际机制的核心所在。事实上,很多人都把治理与规则的制定联系起来。规则毕竟是国家和非国家行为体所采用的行为准则,因为他们断定共同遵从规则将使他们受益。该战略的一个中心问题是,特别是在国际层面,团体的成员是否应该采用具有法律约束力的规则还是建议性的规则,也即通常所说的"硬法"和"软法"。两者之间的主要区别是这些规则在法律上约束力的程度。定义"硬法"和"软法"主要存在以下标准:法律义务

　　[1] Roy Widdus, "Public-Private Partnerships for Health: Their Main Targets, Their Diversity, and Their Future Directions," *Bulletin of the World Health Organization* 79: 8(2001): 713-720; Kent Buse and Gill Walt, "Globalization and Multilateral Public-Private Health Partnerships: Issues for Health Policy," in *Health Policy in a Globalising World*, edited by Kelley Lee, Kent Buse, and Suzanne Fustikian (Cambridge: Cambridge University Press, 2002), 41-62; Michael Reich, "Introduction: Public-Private Partnerships for Public Health," in *Public-Private Partnerships for Public Health*, edited by Michael Reich (Cambridge, MA: Harvard Center for Population and Development Studies, 2002), 1-16.

是否明确,是否赋予了司法或其他有法律约束力的机构解决争端的权力,以及规则的准确性如何。[1] 还有一点与这些标准相关,那就是政治行为体采取促进遵守规则的程序范围如何。

在很多国际问题领域,政府和非政府行为体无法强制其他行为体遵从规则,因为其他行为体并不会因为不遵从而遭受严重后果。在卫生治理的某些方面,那些选择不遵从规则的行为体通常会因此而使自身利益受损,因此没有必要制定一个严厉的惩罚体系。然而在其他方面,如信息共享方面,对规则的遵从十分重要。国际组织目前正在尝试一些方法,以此来鼓励各种行为体遵守那些没有法律约束力的规则。

国际治理的诠释

本研究中关于国际卫生合作的诠释基于以下三个因素的影响之上:

(1)相互依存模式:创造利益和权力的国际群体;

(2)知识的发展和传播:深入探究如何治理针对性的问题;

(3)不同国际机制的发展:促进合作和实现重要的政策利益。

上述提到的互相关联的解释性因素中最重要的一点就是,政府和非政府行为体的相互依赖模式以及合作安排所带来的利益。正如奥兰·杨(Oran Young)所指出的:

> 世界事务对治理的需求从来没如此强烈。从广义上讲,这种发展是国际社会成员和……全球市民社会成员之间越来越多的

---

[1] Jonathan L. Charney, "Commentary: Compliance with International Soft Law," in *Commitment and Compliance: The Role of Non-binding Norms in the International Legal System*, editde by Dinah Helton (Oxford: Oxford University Press, 2000), 117-119; Kenneth Abbott and Duncan Snidal, "Hard and Soft Law in International Governance," *International Organization* 54: 3(2000): 421-456.

互相依赖所带来的产物,这使得国家和其他的自主行为体愈发难以将自己与世界其他地方发生的事情割裂开来,无论他们是多么希望如此。[1]

就国际卫生问题来说,正如很多其他的当代国际问题一样,我们需要关注发达国家和发展中国家在卫生安全方面面临的相互依赖性或共同的脆弱性。有时发达国家和发展中国家之间的合作已经使双方共赢,但在其他时候并非如此。事实上,从历史上看,有些时候双方都不急于促进全球卫生合作。然而当今时代的一个特点就是,由于意识到了全球卫生、发展和安全之间的联系,国家和非国家行为体都明确表示了对合作的期待。

在接下来的章节中,有很多关于利益和权力类型的观点。首先,很少有国家仅基于某种单方面的利益之上而开展国际合作,如健康促进,而是综合考量与多种利益相关的成本和收益。例如,各国在传染病控制的国际合作方面主要是出于以下几个方面的考量:减少疾病的跨国传播、防止贸易受到干扰、加快贫困国家的经济发展、提高发达国家和发展中国家之间贸易和投资的可能性、促进发展中国家的政治稳定,以及减少与生物恐怖主义有关的安全关切等诸多方面。当然,对各国而言,不同利益的重要性会随时改变。20世纪末期,发达国家随

---

[1] Oran R. Young, *Governance in World Affairs* (London: Cornell University Press, 1999), 1; Robert O. Keohane and Joseph S. Nye, *Power and International Interdependence: World Politics in Transition* (Boston: Little Brown, 1989), Chap. 1; Obijiofor Aginam, *Global Health Governance: International Law and Public Health in a Divided World* (Toronto: University of Toronto Press, 2005), 27-70.

着对疾病所造成的多种负面影响的日益了解,其政策发生了转变。[1]

　　问题领域的科学技术知识状况是有助于诠释全球治理发展的第二个因素。国际关系学者认为,技术的发展导致国际相互依赖更加紧密,从而促进了更广泛、更深层次的国际合作。[2] 詹姆斯·罗西瑙认为,"世界政治日益呈现出相互依赖的特点,对于一些新问题,不能通过军事威胁或军事手段来考虑或解决;相反,如果要想缩小或消除障碍,那么就需要国际合作";"相互依赖问题的改善本质上需要各国政府之间的多边合作"。[3] 与此相似,基欧汉和奈在其关于国际政治的自由"经济进程模式"的文章中认为,"技术变革和经济相互依赖程度的增加将会使得现存的国际机制跟不上时代,因为它们不足以应对当今如此快速增长的交易量"。[4] 加拿大政府发布的一个关于"巧规制"研究的评论认为:"随着新产品的发展和新风险的涌现,正在出现越来越多的机构参与治理和减轻损害。"[5] 本研究接下来的部分所强调的是,科学技术的进步不仅提高了对国际合作的需求,也增强了各国独自控制相互依赖性的能力。也就是说,技术进步对于国际合作的

　　〔1〕　Robert O. Keohane, *After Hegemony: Cooperation and Discord in the World Economy* (Princeton, NJ: Princeton University Press, 1984); Abram Chayes and Antonia Handler, "On Compliance," in *International Institutions: An International Reader*, edited by Lisa L. Martin and Beth A. Simmons (Cambridge, MA: MIT Press, 1993), 248-277; Andrew Hurrell, "International Socirty and the Study of Regimes," in *Regime Theory and International Relations*, edited by Volker Rittberger (Oxford: Clarendon Press, 1993), 49-72; Keohane and Nye, "Introduction," 1-41; Barbara Koremenos, Charles Lispon, and Duncan Snidal, "Rational Design: Looking Back to Move Forward," *International Organization* 55: 4(2001): 1051-1082.

　　〔2〕　Peter M. Haas, "Epistemic Communities," in *Handbook of International Environmental Law*, edited by Daniel Bodansky, Jutta Brunee, and Ellen Hey (Oxford: Oxford University Press, 2007), 791-806.

　　〔3〕　James N. Rosenau, *The Study of Global Interdependence* (London: Frances Pinter, 1980), 39; 51.

　　〔4〕　Richard N. Cooper, *The Economics of Interdependence: Economic Policy in the Atlantic Community* (New York: McGraw-Hill, 1968), 183-190; Edward L, Morse, *Modernization and the Transformation of International Relations* (New York: Free Press, 1976).

　　〔5〕　External Committee on Smart Regulations, *Smart Regulation: A Regulatory Committee for Canada* (Ottawa: Government of Canada, 2004),17.

增长而言是把双刃剑。

就国际卫生相互依赖而言,虽然医学科学的进步使得各国能够设计出更好的国际规则来有效降低疾病发病率,但它也使得各国更好地了解如何在国内有效地控制传染病的传播。事实上,在 20 世纪的大部分时候,医学科学的进步主要促进了发达国家自身间控制国际卫生相互依赖的能力。理查德·库珀(Richard Cooper)准确地认为,各国在 1903 年关于《国际公共卫生条例》的共识是基于 19 世纪末突飞猛进的医学科学知识之上的。[1] 然而,他没有将国际卫生合作的分析延展到 20 世纪。如果他这样做了的话,可能会得出如下结论:从 1903 年到至少 20 世纪 90 年代,科学知识的发展对国际卫生合作起到了反作用。因为一直到 20 世纪 90 年代晚期,各国仍普遍自信地认为,他们可以单枪匹马地控制在本国民众中流行的疾病。

尽管医学科学的影响是把双刃剑,技术革新的另一个方面确实促进了国际合作,即近几十年来信息技术的显著提高。正是由于传真、电子邮件、网络和其他通讯技术的发展,医学专家和媒体才得以能够在世界范围内对很多的疾病爆发事件进行报道。信息技术的发展所带来的透明度的增加已经极大地改观了监测问题,也对诸多国际卫生合作产生了积极作用。

第三个也即最后一个当代全球卫生治理的解释性因素是国际机制形式和资源的发展。虽然世界卫生组织和世界银行等传统的政府间组织得到一定的扩展,但是非政府组织和经常被称为公私伙伴关系的混合组织的发展更为显著。人道主义团体、商业组织和私人基金会等非政府组织已经成为全球卫生机制中重要的行为体。"通过提供对外援助、人道主义救济以及其他多种国际性的援助,市民社会组织已

---

〔1〕 Cooper, "International Cooperation in Public Health as a Prologue to Macroeconomic Cooperation," 183-189.

经成为发展中国家人民的主要直接援助者。"[1]尽管国际援助组织有其自己的国际项目，但他们也逐渐作为更大的合作实体的一部分运行，这就显示了当代全球卫生治理体系构成的多样性。

市民社会组织和全球卫生伙伴关系的持续发展要归因于很多的因素。首先，公共部门和私人参与者的多样性为混合组织提供了较强的合法性，因为它们得到了市民社会和政府的共同支持。政府和非政府都是合法性的重要来源，意识到这一点很重要。其次，大部分的参与者都拥有可观的财力、物力和人力资源。比如近年来，从比尔·盖茨夫妇（Bill and Melinda Gates）和沃伦·巴菲特（Warren Buffett）等富豪大力支持的基金会筹集到大量的资金。几百年以来，虽然出现了许多为卫生项目慷慨解囊的富豪，如约翰·洛克菲勒（John D. Rockefeller），但近来的私有捐赠跟以前相比发生了较大的变化。这些捐赠者的贡献非常重要，因为很多全球和地区卫生项目需要大量资金。尤其重要的是，通过对从慈善基金会的捐助进行宣传，经常能够促使政府提高他们的外援水平。再次，各种规模较大的国际机构，尤其是政府间组织和公私合作组织也颇为重要，因为它们促进了国际协议的达成。这些参与者在重要问题方面信息共享，它们的一些特点降低了达成协议所需的时间和资源。这个过程通常被称做降低交易成本。然而这些优势经常被低估，这确实是不幸之事，因为它们在国际政治合作中至关重要。[2]

尽管本研究参考了现实主义以权力为导向的传统，但主要是从自

---

〔1〕 Ruggie，"American Exceptionalism，Exceptionalism and Global Governance，" 313.

〔2〕 Richard Price，"Transnational Civil Society and Advocacy in World Politics，" *World Politics* 55（July 2003）：584；587；Keohane，*After Hegemony*，Chap. 1；Margaret Keck and Kathryn Sikkink，*Activists beyong Borders：Advocacy Networks in International Politics*（Ithaca，NY：Cornell University Press，1999）；Ann M. Florini，"Lessons Learned，" in *The Third Force：The Rise of Transnational Civil Socirty*，edited by Ann M. Florini（Washington，DC：Carnegie Endowment for International Peace，2000），211-240；Michael Baenett and Martha Finnemore，*Rules for the World：International Organizations in Global Politics*（Ithaca，NY：Cornell University Press，1999），Chap. 4.

由主义的功能主义理论视角加以研究。通过自由主义的视角,本研究重点阐述了国际相互依赖的加强(主要是受技术变革的影响)、合作互利的发展以及非政府组织数量和资源的增加等方面,同时也强调那些促进全球治理发展的国际机构的数量和规模的增长。

在另一方面,本研究还强调了发达国家与非国家行为体利益认知发展的重要性,也强调了谈判过程中相互协调政策的必要性。毫无疑问,始于 20 世纪 90 年代的全球卫生治理的大变革要归因于工业化国家,因为这些国家认识到,它们可以从发展中国家人民的健康促进中得到不同程度的收益。在很多事例中,这些国家曾使用经济手段和影响力来主导国际决策的进程。显而易见,发达国家利用其优势影响了那些饱受卫生问题困扰的国家的变革。自由主义和现实主义都有助于我们理解近几十年来全球卫生治理中呈现出来的重大变革。[1]

后续章节的框架

第二章梳理了 19 世纪中期首次国际卫生会议召开之后全球卫生治理的历史,探讨了机制性质在 1903—1981 年期间关于《国际卫生条例》的谈判和实施过程中所发生的变化。此外,还分析了在 20 世纪(特别是在 1948 年负责全球卫生合作发展的世界卫生组织成立之后)国际组织日益增加的活动。

第三章是关于疾病爆发的抑制和预防,其中主要关注的是监测战

---

[1]　Miles Kahler and David Lake, "Globalization and Changing Patterns of Political Authority," in *Governance in a Global Economy*: *Political Authority in Transition*, edited by Miles Kahler and David Lake (Princeton, NJ: Princeton University Press, 2003), 412-438; Robert Keohane, *Neoliberal Institutionalism A Perspective on State Politics*(Boulder, CO: Westview, 1989); David Fidler, "Emerging Trends in International Law Concerning Global Infectious Diseases Control," *Emerging Infectious Diseases* 9:3 (2003): 285-290; David Fidler, "Constitutional Outlines of Public Health's 'New World Order'," *Temple Law Review* 77: 1(2004): 247-272.

略、应急、行为规则、治理疾病的标准以及如何促进这些规则和标准得到遵守。重点分析了世界卫生组织的活动及在其框架下运行的两个综合项目,即《国际卫生条例》和"全球疫情警报与反应网络"。此外,还分析了自从1990年以来这些项目取得长足发展的方式。

第四章分析了当代卫生治理中最广泛和最复杂的领域:卫生援助的提供。那些致力于降低传染病爆发事件的卫生援助项目大幅度地增长。近些年来,无论是在数量方面还是在重要性方面,这些项目越来越重要。在援助倡议的本质及影响到其发展的因素方面,本章节探讨了参与当代卫生援助倡议的行为体和卫生援助的方式,还对由不同的国际卫生机制构成的全球卫生伙伴关系数量增长做了重点分析。

必要药品的可获得性这一重要问题是第五章的主题。长期以来,获得能负担得起的药物一直是全球卫生专业人员的关注点。在过去10年中,它已成为经济发展专家、贸易专家、安全分析专家以及人权倡导者所关注的主要问题。本章首先按照时间的顺序,阐述了那些与制药企业相关的主要经济条约崩溃的过程,尤其是那些和知识产权相关的条约。然后回顾了过去10年中发生的对必要药品的可获得性产生重要影响的政治和法律事件。第三部分则分析了非政府组织在这一领域所发挥的作用。最后一部分对"硬法"(相对与"软法"而言)条约的作用机理进行了评论和评估,这些"硬法"条约规定了与国际药品贸易相关的规则。

第六章也是最后一章,主要对各种不同战略举措加以综述,并对那些影响行为体偏好及其倡议成功的因素进行了总结。此外,本章还就一些全球问题领域中的合作问题提出了几点看法。

第二章 20 世纪的全球卫生治理

19 世纪,交通和电信产业发展迅速,国际贸易得到扩展,移民数量增长。这些发展既助长了疾病的传播,也成为预防疾病的动力。19 世纪中期,人们开始使用铁皮蒸汽船、铁路和电报等。由于这些先进技术的投入使用,使得国际贸易也快速增长。对航运业的发展和影响尤其显著。世界航运总吨位由 1850 年的 70 万吨激增到 1910 年的 2620 万吨。[1] 对原材料的需求每九年就翻一番。由于先进技术在运输中的广泛应用,对热带农产品的需求也明显增加。正如一位作者所言,技术进步就是"以贸易发展为导向"。[2]

苏伊士运河的修建是一项重要的科技壮举。苏伊士运河在 1869 年开通之后,极大地促进了贸易发展,尤其是亚欧之间的贸易。它不但大量降低了运输成本,提升了货运量,而且也方便了以西方旅行者、穆斯林朝拜者及为谋求更好生活和工作条件的移民为主的人口流动。1815—1915 年间,有 4600 万人离开欧洲去往世界各地,而北美是主要的目的地。[3] 在其他地方,19 世纪有 5000 万移民离开中国和印度,前往拉丁美洲、非洲和一些岛屿殖民地。尽管负责入境检查的官员们

---

〔1〕 Daniel R. Headrick, *The Tools of Empire: Technology and European Imperialism in the Nineteenth Century* (Oxford: Oxford University Press, 1981), 167.

〔2〕 A. G. Kenwood and A. L. Lougheed, *Growth of the International Economy 1820-1900*, Edition (London: Routledge, 1992), *11-12*

〔3〕 Headrick, *The Tools of Empire*, 155; Daniel R. Headrick, *The Tentacles of Progress: Technology Transfer in the Age of Imperialism 1850-1940* (Oxford: Oxford University Press, 1988), 26.

做了很多努力,但仍有一些移民将严重的疾病带入到他们的目的国。

"传染病传播的路径与人类交流的路径相吻合",这是关于疾病传播的一个主要事实。[1] 过去,人员和疾病散播的关键路线主要有四条:亚洲至哈迦支(即当今的麦加和麦地那附近的区域)之间、非洲至哈迦支、亚洲至欧洲(通过地中海和俄罗斯)、欧洲至西半球。在亚洲,诸如霍乱和鼠疫这样的传染病主要盛行于孟加拉、恒河谷、湖南、满洲里以及蒙古等地。疾病也主要从这些地方传播开来。对于欧洲国家而言,最主要的二次传染源是埃及,因为埃及人经常接触穿梭于欧亚之间的游客或从麦加返回的朝圣者而被感染。[2]

19世纪中期,欧洲在国际贸易中居于主导地位,其贸易量占全球贸易总量的70%。作为主要贸易国的英国占总贸易量的20%。尽管欧洲与北美之间的贸易量很大,但是在这一时期,发展最快的贸易路线是欧洲和亚洲,这里同时也是最严重的传染病的流行区域。鉴于国际游客的不断增加,国际卫生问题不可避免地成为欧洲国家的一项重要政策议题。[3]

随着1851年首次国际卫生会议的召开,国际卫生机制也初露端倪。在接下来的50年中召开了十多次相关会议。17世纪90年代召开的国际卫生会议是国际卫生合作中最重要的一步。这一时期爆发了七次霍乱疫情,在亚洲和欧洲造成几百万人死亡,这是召开这些会议的背景。[4] 17世纪20年代,霍乱疫情在印度首次爆发,1829年传到俄国,随后迅速传遍整个欧洲。该疾病主要有两种传播路径:陆路和海路。前者是经由南亚传播到俄国,再传至欧洲;后者经由红海将印度和欧洲连接起来。这种由海路传播的载体是从亚洲和地中海地

---

〔1〕 Andre Siegfried, trans., *Routes of Contagion* (New York: Harcourt Press, 1965), 16.

〔2〕 Siegfried, *Routes of Contagion*, 32-33.

〔3〕 James Foreman-Peck, *A History of World Economy: International Economic Relations since 1850* (London: FT Prentice Hall, 1983), 3.

〔4〕 当时,黄热病也引起了关注,不过西半球比欧洲更关注该问题,特别是美国。

区到麦加和麦地那地区的穆斯林朝圣者。在1869年苏伊士运河开通以前,亚欧之间以及麦加至地中海的海上航行需要在红海北段与某个地中海港口之间经由陆地中转。结果,穿越埃及的旅行者经常在旅途中将霍乱和其他疾病传染给当地居民。

1850年之前,控制疾病传播的主要措施由各国单边实施。其中最重要的措施之一就是对相关船只的乘员与货物实行隔离和禁运。然而各国所采取的措施迥异,而且由于经常将乘员隔离到无人居住的陆地区域,所以给这些人带来了很大的痛苦。在19世纪,随着海上贸易量的增加,船只在海港的滞留给船主、货主及乘员带来的经济损失越来越大。因为一些国家要求入港船只必须出示卫生证明,提供在出发港的检验信息以及航行期间的疾病爆发信息,所以这就增加了商船的负担。虽然这种对卫生证明的要求是控制传染病传播的一个重要步骤,但是这种做法却存在一个严重的弊端,那就是造成了行贿现象的司空见惯。事实上,在港口出示的卫生证明通常与当事船只的真实情况很少相关。[1]

19世纪中期,各国通过在埃及(1843)、君士坦丁堡(1838)、丹吉尔(1840)以及德黑兰(1867)等地建立由当地和外国官员组成的区域卫生理事会,致力于控制疾病的国际传播。这些理事会大多是应外国政府的要求而建立的,其主要目的在于防止疾病由中东向欧洲国家传播。然而,由于当地政府与外国政府之间的紧张关系,所以这些理事会效果欠佳。有意思的是,在某些情况下,地方当局要求承担具有非常灵活性的义务,以此来逃避费用高昂的公共卫生项目;而在其他情况下,他们则倾向于实行严厉的措施来防止疾病的传入。[2]

---

〔1〕 Neville Goodman, *International Health Organizations and Their Work* (London: Churchill Livingston, 1971), 31-35; Oleg Schepin and Waldeermar Yermakov, *International Quarantine* (Madison, WI: International University Press, 1991), 9-25.

〔2〕 Schepin and Yermakov, *International Quarantine*, 47-61.

早期的国际卫生会议(1851—1897)

值得注意的是，19 世纪中期，《国际卫生条例》的确立并非由南欧和中东国家所推动，尽管这些国家是主要的疾病"进口者"，而是由那些拥有重要海上利益的工业化国家所推动，因为这些国家担心隔离措施的实施会对船只造成延误。1851 年，参加首次国际卫生会议的 12 个国家中，尽管也有其他北欧国家反对各国拥有强制隔离的权利，但英国的反对最为强烈。与会的地中海和黑海沿岸国家的大多数代表则持反对意见，支持港口当局采取隔离措施。尽管如此，出于促进贸易利益的考量，中东和地中海国家同意，如果对船只进行隔离的基本原则得以通过，那么他们愿意对隔离程序进行有限的限制。尽管在 1892 年通过的公约成为唯一一个生效的公约，但是 1851 年通过的基本条款一直成为后来 50 年中达成的公约草案的一部分。[1] 这些主要条款包括：

(1)船主应维持船只卫生标准。

(2)船只的官员应记录有关船员和乘客的健康状况的航海日志。

(3)若船只能出示无传染病的健康证书，港口当局应允许其乘客登岸。

(4)港口当局应为患病乘客提供配有良好设备的传染病医院。

(5)各国有权在港口检查船只。

(6)各国有权发放和检验健康证书。

(7)港口当局有权对有疫情的船只上的乘客实施规定天数的隔离。

尽管当时只有三个国家签署了 1851 年的公约，作为主要航运大

〔1〕 Conference Sanitaire Internationale de Paris, Process-Verbaux. Paris：Imprimerie Nationale, 1851；Obijiofor Aginam, *Global Health Governance：International Law and Public Health in a Divided World* (Toronto：University of Toronto Press, 2005), 61-66.

国的英国也强烈反对公约中隔离措施的合法化,但是,该公约确实改变了一些国家的惯例,并且成为后来设计国际卫生机制的一种模式。[1]

在1851年国际卫生会议上,接触传染主义者(contagionists)与非接触传染主义者(anti-contagionists)的交锋成为医学的核心议题。前者认为,疾病可以在人际间相互传播;而后者则认为,疾病感染起因于土壤中的病原体。[2]关于类似问题的争论持续了半个世纪之久,但都没有取得任何进展。直到在流行病学领域取得了新成果之后,这一僵局才被打破。以东地中海国家为主导的接触传染主义者宣称,一些严重的疾病(尤其是霍乱)能在人际间传播,这是显而易见的事实,因此有必要实施严格的隔离措施。实际上,在1851年的会议上,约有2/3的国家持此意见。然而英国却认为,关于疾病能在人际间传播的观点毫无科学依据。他们认为,疾病传播是由某些环境条件引起,采取公共卫生措施是最佳的补救方法。由于将近3/4穿梭于亚欧之间的船只都属于英国,所以英国出于商业利益,反对任何不利于航运的措施。当时一位主要卫生官员简明扼要地总结英国的观点。他声称,1851年起草的允许实施隔离措施的公约导致了"非理性的贸易紊乱"。[3]最终由于两方阵营意见相左,这项公约没有达到规定的签约国数目,因此并没有生效。尽管这些条款毫无法律约束力,但1851年公约中的主要条款对一些国家的做法却产生了重要影响。

---

〔1〕 Goodman, *International Health Organizations and Their Work*, 42-50; Schepin and Yermakov, *International Quarantine*, 63-73; Norman Howard-Jones, *The Scientific Background to the International Sanitary Conferences 1851-1938* (Geneva: WHO, 1975), 12-16; Richard N. Cooper, "International Cooperation in Public Health as a Prologue to Macroeconomic Cooperation," in *Can Nations Agree? Issues in International Economic Cooperation*, edited by Richard N. Cooper, Barry Eichengreen, C. Randall, Henning Gerald Holtham, and Robert D. Putman(Washington, DC: Brookings Institution, 1989), 193-196.

〔2〕 N. Howard-Jones, *The Scientific Background to the International Sanitary Conferences 1851-1938*, Chap. 2; Cooper, "International Cooperation in Public Health as a Prologue to Macroeconomic Cooperation," 185-186.

〔3〕 Goodman, *International Health Organizations and Their Work*, 43.

　　第二届国际卫生会议于 1859 年在巴黎举行。这次会议与八年前的第一届会议基本上如出一辙。[1] 英国更顽固地坚持隔离措施无效性的观点,强调在港口对船只进行检查和对患病乘客进行治疗的重要性。而以奥斯曼帝国和希腊为首的另一方则坚定地认为,各国有权实行隔离限制。结果,历时五个月后产生的公约草案与 1851 年的草案十分相似,形同虚设。[2]

　　第四次霍乱大流行始于 1864 年,一直持续到 1872 年。该疫情首先在印度爆发,很快蔓延到其他地区。由于许多被感染的朝圣者从哈迦支归来,所以霍乱对土耳其帝国和埃及造成了灾难性的破坏。奥斯曼帝国为此特地在 1865 年召开了第三届国际卫生会议。[3] 几乎所有与会国都一致认为,爆发于印度的霍乱已被感染的旅行者逐渐传播到其他国家。但英国仍坚持认为疾病不会在人际间传播。尽管关于霍乱的流行病理仍颇受争议,但这次会议还是建议采取一系列医学措施,比如在哈迦支地区和埃及之间建立一个隔离站。在 21 个与会国中,有四个国家(英国、俄国、奥斯曼帝国和波斯)反对关于隔离措施的条款,但他们的理由却大不相同。由于担心其经过黑海各港口的贸易船只会受到限制,所以英国和俄国不希望贸易受到任何形式的阻碍;而奥斯曼帝国和波斯则不愿意在港口实行昂贵的医疗计划,也不想在严重疾病爆发时采取强制性的隔离措施。会议结束时,由于与会国在有关医疗问题上观点不同,所以各国仅在一些有关船只和港口当局须遵守的大致原则方面达成共识。[4]

---

　　[1]　Conference Sanitaire Internationale, Paris, 1859.

　　[2]　Goodman, *International Health Organizations and Their Work*, 54; Howard-Jones, *The Scientific Background to the International Sanitary Conferences 1851-1938*, 20-22; Schepin and Yermakov, *International Quarantine*, 74-77.

　　[3]　Conference Sanitaire Internationale, Paris, 1866.

　　[4]　Goodman, *International Health Organizations and Their Work*, 54-58; Howard-Jones, *The Scientific Background to the International Sanitary Conferences 1851-1938*, 23-34; Cooper, "International Cooperation in Public Health as a Prologue to Macroeconomic Cooperation,"198-200.

　　1874 年,在俄国的组织下,第四届国际卫生会议在维也纳得以举行。[1] 俄国及大部分北欧国家仍继续反对实施隔离限制措施,这遭到了大部分地中海国家的极力反对。后者是隔离措施的倡导者,他们相信隔离措施的实效性,并且认为自己有权在港口对载有传染病患者的船只采取措施。最终,这次会议通过了一个非常脆弱的管制体系,即建议各国可以实施医学检查或隔离措施。1874 年的会议中还有一项引人注意的提议,即各国应联合建立一个国际流行病委员会,来收集世界范围内有关疾病爆发的信息。虽然这项关于建立监测委员会的提议在会议之后并没有得以实施,但在 33 年后的 1907 年最终得以批准。[2]

　　1883 年,印度爆发霍乱,并迅速蔓延到埃及和欧洲大陆。[3] 在此背景之下,各国在 1885 年再次召开国际卫生会议。尽管在 1884 年德国科学家罗伯特·科赫就已发现霍乱的病因,但遗憾的是,这项信息在会议上并没有受到重视。罗伯特·科赫的研究成果表明,霍乱之所以会传播,原因在于人们吞咽了一种病原微生物,而这种微生物主要生长于人类的排泄物之中。尽管欧洲医学界对这项发现进行了广泛的讨论,但直到 10 年后才受到政府间会议的认可。造成这种结果的部分原因在于,这种关于霍乱传播模式的新发现与英国所持的非接触传染主义的立场相矛盾。然而具有讽刺意味的是,人们很快意识到,英国所采取的诸如提倡卫生饮水和隔离霍乱患者的战略正是控制霍乱蔓延的最佳措施。从本质上看,英国正基于错误的理由做着正确的事。[4]

---

　　[1]　Conference Sanitaire Internationale, Paris, 1874.

　　[2]　Goodman, *International Health Organizations and Their Work*, 58-60; Howard-Jones, *The Scientific Background to the International Sanitary Conferences 1851-1938*, 35-41.

　　[3]　Conference Sanitaire Internationale, Paris, 1885.

　　[4]　Schepin and Yermakov, *International Quarantine*, 111-121; Cooper, "International Cooperation in Public Health as a Prologue to Macroreconmoic Cooperation,"208-209; Goodman, *International Health Organizations and Their Work*, 64-66; Howard-Jones, *The Scientific Background to the International Sanitary Conferences 1851-1938*, 46-57.

　　虽然在关于霍乱的研究方面有了新的发现,1885 年召开的罗马会议上争论的焦点仍与前几次会议十分相似。事实上,"当代表们刚谈到红海和苏伊士运河上的隔离措施时,英国和法国的代表就展开了激烈的争论"。[1] 在很大程度上,两国充满敌意的争论原因在于,一些欧洲人对英国未能在红海和地中海之间建立起一个良好的隔离体系而愤怒不已。事实上,当时除英国外,其他国家都已认可了使隔离措施合法化的传染接触主义立场。

　　鉴于霍乱在南亚、中东和东欧再次肆虐,各国分别于 1892 年、1893 年和 1894 年召开了三次有关霍乱的会议。虽然关于霍乱的病理在 1892 年的会议上依然众说纷纭,但在 1894 年的会议上,罗伯特·科赫的发现得到了广泛的认同。三次会议都制定了公约,成为得到大多数国家批准的首批国际卫生公约。1892 年会议的中心议题在于,如何控制由从麦加返回地中海沿岸国家的朝圣者所引起的霍乱蔓延。[2] 争论焦点在于,那些载有霍乱患者的船只是否在进入苏伊士运河之前就应被要求船上的患者上岸并进入隔离站。当时控制着埃及的英国反对这种做法,认为这毫无用处,且耗资巨大。英国比较倾向于实行医学检查,在终点登岸港口将患者送入医院。英国最终同意将患者送入在红海设立的隔离站,主要原因在于这些条例仅涉及朝圣者,而将欧洲旅客排除在外。与会国通过的公约要求,所有载有患者的船只一律在某个苏伊士检疫站进行隔离。英国官员要求,所有航向英国的英国船只可以免除在红海埃尔托弧隔离站进行的为期 15 天的隔离。这必然遭到了其他国家的反对,因为如果让一个国家拥有特权,那么这是不合理的,而且更为现实的是,他们很难监测到英国船只

　　[1]　Schepin and Yermakov, *International Quarantine*,118.
　　[2]　Conference Sanitaire Internationale de Paris, 1892; Conference Sanitaire Internationales,1892-1897.

在欧洲可能的停泊点。[1]

1892年,爆发于俄罗斯的霍乱蔓延到了欧洲。为了控制霍乱的传播,许多国家在国际航运和旅行方面实施了一系列耗资不菲的限制措施。1893年,德国召集了一次国际会议,共同商讨在疾病发生世界性大流行的情况下如何减少贸易障碍问题。[2] 结果,当时的一些习惯做法发生了重大改变。比如,禁止陆上隔离,只有当乘客表现出明显的霍乱症状时,火车才能获允停驶;实施海上隔离措施的权利也受到了限制;各国首次承担通报在其港口和领域内的霍乱爆发情况之义务。然而,与会国并没规定在霍乱经常爆发的亚洲采取措施时各国应当承担何种义务,也未涉及殖民强国(尤其是英国)应尽之义务。有意思的是,英国在国际会议上首次承认霍乱会在人际间传播,但它依然坚持隔离措施无效论的观点。[3]

由于在麦加的朝圣者中间再次爆发了霍乱,各国于1894年再度召开国际卫生会议。[4] 由于英国和奥斯曼帝国控制着大部分朝圣者所来自的地区,各国都向英国和奥斯曼帝国施加压力,迫使其实施一系列的卫生措施。[5] 在1894年的会议上,英国首次同意在港口对朝圣者进行医学检查。奥斯曼帝国对会议上达成的公约甚为不满,因为其中的许多规定涉及穆斯林圣地周围的公共卫生状况,而且对隔离政策做了很多限制。但与1892年和1893年的公约不同之处在于,该公

---

〔1〕　Goodman, *International Health Organizations and Their Work*, 66-67; Howard-Jones, *The Scientific Background to the International Sanitary Conferences* 1851-1938, 58-66; Schepin and Yermakov, *International Quarantine*, 131-133.

〔2〕　Conference Sanitaire Internationales, 1892-1897.

〔3〕　Howard-Jones, *The Scientific Background to the International Sanitary Conferences 1851-1938*, 66-70; Goodman, *International Health Organizations and Their Work*, 67-68; Schepin and Yermakov, *International Quarantine*, 136-144.

〔4〕　Conference Sanitaire Internationale, Paris, 1894; Conference Sanitaire Internationales, 1892-1897.

〔5〕　尽管哈西姆·舍利夫对哈迦支地区的有效控制权一直维持到1924年沙特阿拉伯的建立,但是奥斯曼帝国对该区域仍有正式的法律管辖权。

约从未生效,因为许多与会国都持有保留意见而没有批准该公约。[1]

如上所述,19世纪晚期召开的国际公共卫生会议的重点就在于如何控制霍乱。然而,各国也就另外几种比较严重的传染病(如黄热病和瘟疫)召开了两次国际会议。1881年在华盛顿召开的会议的核心是关于黄热病的。这次会议的独特之处在于,会议的中心问题不是关于各国是否有权实施隔离措施或者规定船上的卫生条件,而是关于美国要求其他国家允许其驻外港口的领事(而不是地方当局)给所有即将航向美国的船只发放卫生证书。这种治外法权的要求遭到了其他国家特别是拉丁美洲国家的强烈反对。[2]

1897年孟买爆发了严重的鼠疫,随后蔓延到欧洲的某些地区。[3]于是各国召开国际会议,就瘟疫问题展开了讨论。与1892年、1893年和1894年的三次有关霍乱的国际会议一样,这次会议上出现了诸多问题和冲突。然而该会议取得了重大进展。会议上通过的许多指导原则都被纳入到后来的卫生公约之中。当时人们对鼠疫的了解远远不及对霍乱的了解。科学家们于1894年发现了鼠疫杆菌,并将其和老鼠的存在联系起来。跳蚤是这种疾病的传染媒介,它将感染源从老鼠身上传递到人身上,但当时对此并不知晓。[4]为了应对1897年的鼠疫疫情,许多国家都实行了非常严格的隔离措施,而且这些措施远远超出了他们在先前的有关霍乱的国际会议上所接受的标准。例如,许多国家禁止穆斯林教徒前往麦加朝圣,并在其国界周围设立隔离防

〔1〕 Schepin and Yermakov, *International Quarantine*, 146-150; Goodman, *International Health Organizations and Their Work*, 68; Howard-Jones, *The Scientific Background to the International Sanitary Conferences 1851-1938*, 71-75.

〔2〕 Howard-Jones, *The Scientific Background to the International Sanitary Conferences 1851-1938*, 42-45; Goodman, *International Health Organizations and Their Work*, 61-63; Cooper, "International Cooperation in Public Health as a Prologue to Macroeconomic Cooperation,"204-207; Conference Sanitaire Internationale, Paris, 1881.

〔3〕 Conference Sanitaire Internationale, Paris, 1897; Conference Sanitaire Internationales, 1892-1897.

〔4〕 Michael B. A. Oldstone, *Viruses*, *Plagues*, *and History* (Oxford: Oxford University Press, 1998), 8-13.

护网,力图阻止鼠疫蔓延到本国。欧洲的主要贸易国对所发生的状况十分震惊。在 1897 年的会议上,这些国家寻求制定更加有效的条例来控制鼠疫的传播,最后各方达成了一项协议。但各国对这项协议的理解和评判各不相同。尽管条例要求各国有义务在乘客登船前对船只和乘客进行检测,也制定了关于在登岸港口实行隔离措施和医学检查的条例。然而,这些条例的核心仍是出于航海利益的考量,以求"贸易和航运免受过度的限制"。[1] 1897 年关于瘟疫的公约与关于霍乱的公约的相似之处在于,与会国有义务向其他国家电报通报其国内疾病爆发的情况,这将对如何实施有效而不过分的国际卫生措施具有重要意义。[2]

19 世纪后半期,诞生了一个新的卫生机制。尽管该机制是为了治理全球卫生问题,但从前文可以看出,它既关乎卫生问题,又关乎贸易问题,而非仅仅是出于卫生问题的考量。这是各国首次尝试对传染病进行多边控制。虽然各国关切的是如何降低霍乱、瘟疫和黄热病的爆发次数和严重性,但是,促成这种国际合作的主因在于各国有了如下看法:如果对治理疾病爆发的措施不加以协调,那么将会耽搁船只和乘客的行程,从而阻碍全球贸易的进行,同时也不会减少发病率。问题的复杂性和各国根深蒂固的矛盾使得各国难以就全球卫生公约达成共识。不管怎样,国际社会终于历时 40 年之久,制定了在 1892 年生效的公约。建立这一新机制的困难之处还在于,人们对致病细菌和病毒的病理缺乏了解。更需要强调的是,各国缔结相关法律协定的最大阻力在于,工业化国家与非工业化国家在经济利益和卫生利益方面存在分歧。

---

〔1〕　Schepin and Yermakov, *International Quarantine*, 158.
〔2〕　Goodman, *International Health Organizations and Their Work*, 68-69; Howard-Jones, *The Scientific Background to the International Sanitary Conferences 1851-1938*, 78-80; Cooper, "International Cooperation in Public Health as a Prologue to Macroeconomic Cooperation,"212-213.

卫生机制的形成期(1900—1990)

全球卫生机制的发展进程可以分为三个阶段:1900 年至 1919 年、1920 年至 1945 年、1946 年至 20 世纪 80 年代。以下将从国际合作的三个领域对不同时期的发展情况进行分析。这三个领域分别是监测、资金援助的提供以及规则的制定。

1900 年至 1945 年期间的发展情况

1903 年《国际公共卫生条例》(ISR)(1969 年更名为《国际卫生条例》)的诞生标志着当代全球卫生机制的开启。该机制的形成基于 19 世纪召开的一系列国际卫生会议之上,尤其是以 19 世纪 80 年代召开的四次卫生会议(其中三次是关于霍乱、一次是关于瘟疫)为基础。20 世纪早期,国际卫生合作最重要的领域之一就是疾病监测,也就是经常提到的"通报"。关于疾病爆发情况的通报是 1903 年《国际公共卫生条例》及其后来不同条约版本的一个中心问题。1902 年在菲律宾爆发的霍乱大流行和在肯尼亚爆发的鼠疫大流行表明,防治霍乱和鼠疫的传播对条例的形成具有重要意义。[1] 在 19 世纪的最后 20 年中,鉴于在流行病学领域所取得重大进展,各国对建立一个更广泛、更有力的卫生治理机制抱有越来越浓的兴趣。[2] 1903 年的公约要求,各国只需通报霍乱和鼠疫疫情,在 1912 年的公约中增加了黄热病,1926 年的公约中又增加了斑疹伤寒、回归热和天花。需要指出的是,引起大多

---

〔1〕 Ann Beck, *A History of the British Medical Administration of East Africa, 1900-1950* (Cambridge, MA: Harvard University Press, 1970),7.

〔2〕 Goodman, *International Health Organizations and Their Work*, 70; Howard-Jones, *The Scientific Background to the International Sanitary Conferences 1851-1938*, Chap. 3; Cooper, "International Cooperation in Public Health as a Prologue to Macroeconomic Cooperation,"182.

数国家关注的前三种疾病主要在发展中国家流行,而后三种疾病在工业化国家和非工业化国家同时蔓延。斑疹伤寒和回归热之所以能够引起各国的注意,主要是因为这两种疾病在一战期间及战后对东欧造成了灾难性的破坏。值得注意的是,所有疾病都需要设计出具有针对性的治理体系,其中包括穆斯林朝圣者及其接触者所可能传播的疾病。

在 1903 年的国际公共卫生会议上,与会国要求法国随后主办一次会议,以求组建一个有利于共享疾病爆发相关信息的国际组织。鉴于此,1907 年成立了国际公共卫生办公室(OIHP)。它包括一个在巴黎的常设秘书处(巴黎办公室)和一个主要决策机构(常设委员会)。其成员包括所有签约国。[1] 除此之外,条例中有关传染病监测的安排还包括给中东和地中海的四个地区卫生理事会分配相关职责,以促使各国提高防病意识。鉴于埃及在管制穆斯林教徒前往麦加和麦地那朝圣方面具有战略地位,位于埃及的隔离理事会被赋予特别责任。[2] 国际公共卫生办公室的重要特点之一在于,它有责任搜集除了首个《国际公共卫生条例》中规定的三种疾病之外的疾病数据。一篇有关国际卫生机构的文章曾经提到:"国际公共卫生办公室的运行就像一个国际清算所,在一战前一直承担着将关于疟疾、伤寒症、钩虫病、肺结核和其他疾病的最新发现进行系统整理的工作。"[3] 毫无疑问,国际公共卫生办公室在疾病知识的传播方面发挥了重要作用。但上述陈述也表明,除了自从一战爆发时仅有 15 个国家签署的《国际公共卫生条例》之外,实际上各国还开展了更多的国际合作。

在 1903 年制定《国际公共卫生条例》的第一个阶段中,重点是要

---

〔1〕 Goodman, *International Health Organizations and Their Work*, 79-106.

， 〔2〕 Goodman, *International Health Organizations and Their Work*, 318-326.

〔3〕 Alexandra Minna Stern and Howard Markel, "International Efforts to Control Infectious Diseases, 1851 to the Present," *Journal of the American Medical Association* 292: 12(2004): 1476.

对 19 世纪 90 年代批准的卫生公约进行整合。因此，1903 年的《国际公共卫生条例》包括的规则十分广泛，如船只和港口的卫生标准、船只检查、检疫证书、对发生疫情的船只和感染乘客进行隔离以及登船人员的健康证明等。大卫·费德勒认为，1903 年的条例中 71% 的条款都主要是针对位于中东、亚洲和非洲的发展中国家。与会国所关心的是，如何阻止疾病从发展中国家蔓延到工业化国家以及如何协调不同的隔离措施，因为这关系到西方国家能否避免其海上利益遭受损失。[1] 也有相当一部分条例涉及区域卫生委员会在控制由朝圣者引起的疾病蔓延方面所发挥的作用。[2] 关于以上各点，《国际公共卫生条例》的研究专家霍华德·琼斯（Howard-Jones）曾经说过，国际公共卫生办公室的成立"深植于过去的理念之上，从本质上说，它是由大多数来自欧洲的卫生官员组成的俱乐部。其主要的任务在于，在避免对贸易施加严格的限制的同时，保护他们的国家免受外来疾病的侵扰"。[3] 一些著名的流行病学家，如罗伯特·科赫等，也对《国际公共卫生条例》持有批判的态度。他们认为，这些条例无力控制传染病的蔓延。在他们看来，只有将注意力放在疾病爆发的源头，即非工业化国家内部而非边界，才能更好地控制疾病的蔓延。[4]

在 19 世纪和 20 世纪举行的国际卫生会议上出现的最具有争议性的问题就是，各国是否有权实施比《国际公共卫生条例》中规定的更严厉的措施？发达国家持强烈的反对态度，也反对允许一些国家批准例外条款，即他们所说的"过度措施"。事实上，为了得到发展中国家对条例的支持，他们被允许在关于朝圣者的流动以及国家突发事件方

[1] Goodman, *International Health Organizations and Their Work*, 389; David P. Fidler. *International Law and Infectious Diseases*(Oxford; Clarendon Press, 1999), 19.

[2] Conference Sanitaire Internationale, Paris, 1904, Arts. 52-180.

[3] Norman Howard-Jones, *International Public Health between the Two World Wars; The Organizational Problems*(Geneva; WHO, 1978), 17.

[4] Stern and Markel, "International Efforts to Control Infectious Diseases, 1851 to the Present,"1475; Fidler. *International Law and Infectious Diseases*,9.

面采取更严厉的措施。[1]

向贫困国家提供援助以限制传染病的蔓延并不是一个新的想法。在卫生机制形成的早期,尽管卫生援助的形式有限,但已作为一种治理战略得以实施。起初,卫生援助由殖民强国通过双边协议提供给发展中国家。与此同时,20 世纪早期也存在少数多边援助和非政府组织提供的援助。例如,在 1902 年创立的国际公共卫生局(the International Sanitary Bureau)(1923 年更名为泛美卫生局,1958 年更名为泛美卫生组织)就是一个向西半球各国提供援助和医疗建议的政府间国际组织。

除了国际公共卫生局之外,创立于 1913 年的洛克菲勒基金会从成立开始就在改善拉丁美洲卫生状况方面发挥了积极影响。在根除苏伊士运河地区的疟疾项目中,洛克菲勒基金会成就卓著。同时,它也在钩虫病和黄热病等其他疾病治疗方面取得了重要进展。洛克菲勒基金会最重大的贡献在于,它不仅控制了墨西哥的某些疾病,而且还影响了当地的卫生立法。[2]洛克菲勒基金会所做出的这些努力表明,美国关切其在这些地区内的经济利益和政治利益。洛克菲勒基金会还资助一些由殖民政府在亚洲和非洲创办的项目。

巴斯德研究院(the Pasteur Institute)成立于 1887 年,1888 年正式投入运行。它是最早提供援助项目的卫生组织。在法属殖民地的众多研究院中,巴斯德研究院可以堪称为法语世界的"洛克菲勒基金会"。巴斯德研究院在领导卫生研究工作和提供建议方面发挥着积极作用,同时也资助了许多地区的卫生计划。一位巴斯德研究院的官员描述了官方公共卫生项目的美好前景,他说:"如果欧洲人能在充满敌

---

[1] Goodman, *International Health Organizations and Their Work*, 79-106.

[2] Green Williams, *The Plague Killers* (New York: Charles Scribner's Sons, 1969), Chap. 3; Armando Solorzano, "Sowing the Seeds of Neo-imperialism: The Rockefeller Foundation's Yellow Fever Campaign," *International Journal of Health Service* 22:3 (1992): 529-554; Rockefeller Foundation, *Official Website*, "The Rockefeller Foundation Timeline," 2006, http//www. rockfound. org/about_us/history/timeline. shtml.

意的非洲和中东地区安全地生活，如果当地居民的发病率和死亡率急速下降，那所有的这些转变都应归功于殖民地的医学进步。"[1]

这些官方的和私人的卫生援助项目都是出于经济利益和政治利益的考量，意识到这一点甚为重要。我们同时也应该明白，这些卫生援助活动基于以下认知之上：试图将疾病蔓延遏止在港口和国界之内并不可行。通过制定计划来降低国内的疾病发生率也许会更行之有效。

1926 年《国际公共卫生条例》的修订版中，关于疾病监测义务的条款中出现了一个重大变化：各国须向国际公共卫生办公室通报的疾病清单又增加了三种疾病（斑疹伤寒、回归热和天花）。在监测系统方面也发生了变化。其中规定，自 1926 年起，国际公共卫生办公室应当通报签约国内相关疾病的爆发信息。也就是说，国际公共卫生办公室不再仅仅是一个被动的信息接受者，同时还是一个主动的信息传播者。[2] 20 世纪 20 年代的另一重大创举是《流行病周报》的出版发行。自 1926 年起，《流行病周报》每周发行一次，成为全球疾病爆发情况的重要信息来源，尽管它的报道常滞后于疾病爆发较长一段时间。

在国际公共卫生办公室和《国际公共卫生条例》的架构之外，疾病监测方面也取得了许多进展。1923 年创立了国际卫生组织联盟（LN-HO）。其下有两个重要机构：流行病委员会和新加坡卫生局。前者负责通报某些既定疾病的爆发情况，尤其是在东欧地区的疫情；后者负责搜集和传播亚洲疾病爆发情况的信息。新加坡卫生局在许多方面与泛美卫生组织十分相似。泛美卫生组织通报 10 种不同疾病的情

---

〔1〕　Anne Marie Moulin, "The Pasteur Institutes between the Two World Wars: The Transformation of the International Sanitary Order," in *International Health Organizations and Movements 1918-1939*, edited by Paul Weindling (Cambridge: Cambridge University Press, 1995), 259.

〔2〕　Goodman, *International Health Organizations and Their Work*, 20-25; David M. Leive, *International Regulatory Regimes: Case Studies in Health*, *Meteorology*, *and Food Volumes I & II* (Lexington, MA: Lexington Books, 1976), 25.

拿大与世界卫生组织就上述问题产生了争议。[1] 4 月 23 日,世界卫生组织对另外三个地区实施旅游警告,中国台湾地区和大陆的其他几个地区也于 5 月份被纳入旅游警告范围之列。[2]

在抗击 SARS 的过程中,虽然世界卫生组织以其在全世界范围内对个人实施旅游警告而扬名,但是,不管从卫生角度还是从政治角度来看,世界卫生组织所做出的其他努力也都十分重要。其中,世界卫生组织提出的 20 套防治 SARS 的指南和建议具有十分重要的意义。[3] 虽然它们并不具有法律效力,但这些建议对政府和非政府机构控制疫情具有明显的作用。这些建议通过世界卫生组织创建的三个网络散播。首先是由负责研究致病源的流行病专家们组成的网络,这些专家来自 10 个国家的 13 个实验室。只有知道了致病源,才能对症下药,制订出防控措施。位于温哥华的英属哥伦比亚癌症研究所就属于此列。该研究所于2003 年 4 月宣布成功分离出 SARS 病原体,并且在 4 月 12 日发布了这种以前未知的有关冠状病毒的数据。两天之后,位于亚特兰大的美国疾病预防控制中心也宣布成功取得了同样的结果。随后在 4 月 16 日,世界卫生组织公布了关于冠状病毒的国际标准数据。在此次 SARS 危机中,世界卫生组织为美国疾病预防控制中心和其他国家实验室保存了从疫情始发地中国得来的病毒样本,作出了十分重要的贡献。[4] 其次,世界卫生组织创建了一个由 14 个国家的 50 位临床医生组成的网络,他们给予 SARS 明确的定义,并提出防控建议。整个 SARS 期间,该网络的成员一直定期举行电话会议。

最后,世界卫生组织组建了一个由 11 个国家的 32 位流行病学家组成的网络系统,负责收集数据和研究 SARS 的特点,其中包括研究

〔1〕 Guenael R. M. Rodier, "Why Was Toronto Included in the WHO's SARS-Related Travel Advisory?" *Journal of Canadian Medical Association* 168:11(2003): 1434.

〔2〕 Fidler, SARS, *Governance, and the Globalization of Disease*, 91-99.

〔3〕 US-GAO, *Emerging Infectious Diseases*, 14-15.

〔4〕 CDC, "CDC Tele-Briefing Transcript: CDC's Response to Atypical Pneumonia in Southeast Asia and Canada," Atlanta: CDC, March 15, 2003, 1.

影响 SARS 的传播和防治的特点。美国国家医学研究所的研究认为,
"这个由流行病学家组成的虚拟网络将公共卫生机构、各国卫生部以
及世界卫生组织的各个国家办公室联系起来,共同分析 SARS 的传
播,找出合适的公共卫生措施"。[1] 例如在越南,世界卫生组织派出
的 SARS 研究专家小组就来自九个不同国家。

除了上述防控 SARS 疫情的活动之外,"全球疫情警报与反应网
络"还成功地动员了来自 17 个国家的 26 个机构的 115 位专家,以此
来帮助控制 SARS 的传播。在这些专家中,约 2/3 来自美国疾病预防
控制中心。其中,大多数是由世界卫生组织六个区域办公室之一的西
太平洋区域办公室派遣而来。[2] 世界卫生组织的两名官员认为,"全
球疫情警报与反应网络"最重要的合作机构是"全球公共卫生信息网"
和由 117 个实验室组成的世界卫生组织全球流感监控网络。[3] 最后
值得注意的是,在整个 SARS 危机过程中,一个由 6—8 个成员组成的
"全球世界卫生组织高级管理小组"每周召开两次电话会议,并在 3 月
15 日后发布了 18 条防治建议。与这些网络所从事的活动相关的是,
世界卫生组织建立了 SARS 网站,从 SARS 爆发时的 3 月直至 7 月,
该网站每天拥有 600 万—1000 万的点击量。这个网站上的数据大多
来自于"各国 SARS 病例每日简报"。[4] 一些在许多国家都有分支机
构的非政府组织在防控疫情方面也十分积极,尤其是红新月会国际联
合会,它负责传播有关治疗方法的信息。

SARS 危机期间,在推动其成员国遵从其建议和指示的历程中,
世界卫生组织与中国的关系成为一个重要的里程碑。在 3 月 15 日发

〔1〕 US-GAO, *Emerging Infectious Diseases*, 12-13.

〔2〕 US-GAO, *Emerging Infectious Diseases*, 17; Mahmoud and Lemon, "Summary and Assessment,"13.

〔3〕 David L. Heymann and Guenael Rodier, "SARS: Lessons from a New Disease," in *Learning from SARS: Preparing for the Next Disease Outbreak*, edited by Stacey Knobler, Adel Mahmoud, Stanley Lemon, Alison Mack, Laura Sivitz, and Katherine Oberholtzer (Washington, DC: National Academies Press, 2004), 237.

〔4〕 US-GAO, *Emerging Infectious Diseases*, 14.

出旅游警告并呼吁各国上报疑似病例之后,世界卫生组织特别要求中国提供相关信息。中国政府于 4 月 4 日才开始传送电子报告。4 月 16 日,世界卫生组织"对(中国的)虚报疫情深表关切"。大卫·费德勒(David Fidler)指出:"世界卫生组织对中国政府的公开指责表明,它在处理与成员国之间关系方面的传统外交发生了大变革。"[1]为了平息外界的指责,中国总理温家宝于 4 月 20 日将"捂盖子"的卫生部部长和北京市市长予以撤职。世界卫生组织在 5 月 20 日发布的一份文件这样写道:

> 在 SARS 爆发的早期,中国并没有公开上报病例,正因如此,这种严重的疾病才在全球传播。对所有国家来说,最重要的教训在于,在当今这个由电子技术相连的全球化的世界上,那种因为害怕对社会和经济造成影响而隐瞒传染病爆发的行为,只是带来高昂代价的短期权宜之计,最终将会失信于整个国际社会。[2]

在 2003 年 5 月的最后一周内,世界卫生大会通过决议,支持世界卫生组织在 SARS 危机前三个月内的所有做法。这一举措具有十分重要的意义。该决议支持世界卫生组织建立通讯网络,使用非政府信息渠道,向爆发疫情的国家派出专家组以确保其政策得到有效实施,促进各国疫情监测能力,努力参与控制疫情的活动。[3] 世界卫生组织最终于 2003 年 7 月 4 日宣布了 SARS 已得到控制的好消息。世界卫生组织的能力和重要性前所未有地得到彰显。

通过对霍乱、瘟疫、埃博拉病毒、裂谷热、禽流感和 SARS 等传染病疫情进行分析,可以发现,涉及疾病控制的六种行为体的代表通常

---

〔1〕　Fidler, *SARS, Governance, and the Globalization of Disease*, 97; Mahmoud and Lemon, "Summary and Assessment,"14.

〔2〕　WHO, *Severe Acute Respiratory Syndrome* (*SARS*),8.

〔3〕　World Health Assembly, Res. 56.28; 56.29 (2003).

都参与了传染病控制活动。这一事实也揭示了一个非常重要的趋势：
21世纪的疫病防控进程几乎都具有多边维度。实际上，没有任何单个
国家或单个行为体能够控制疫情的爆发。相反，这些不同的行为体已
经发展成为一个复杂而松散的治理安排，其中各自负责防控进程中的
不同方面。虽然合作中仍有漏洞，职责重叠也时有发生，但这一传染
病治理的机制正在朝着更有效的协调方向发展。

《国际卫生条例》(2005)：当代全球卫生规则的制定

在1995年世界卫生大会批准了关于修改《国际卫生条例》的谈判
之后，各国开始在1996—1999年间就此问题进行协商，并于1998年1
月就《国际卫生条例》的修订草案达成共识。该草案前言中的几点颇
为重要。一份有关条例基本策略变化的声明写道：

> 现在十分清楚的是，与隔离或其他措施相比，通过利用通信
> 技术、实验室科学、传染病诊断和防控等方面的大变革而发展监
> 测和干预战略，更能有效地在远离传染源的地方控制传染病的国
> 际传播。[1]

上述这段话表明，传染病防控的主要战略已从入口控制（码头、机
场和边界）转变到源头控制。因此，1998年的《国际卫生条例》草案中
关于传染病监测和医疗干预方面的条例有了相当大的变化。[2]

更重要的是，1998年的《国际卫生条例》草案所覆盖的疾病范围从
三种传染性疾病（霍乱、瘟疫和黄热病）变为六种综合病症，其中包括
急性出血热、急性呼吸道疾病、急性腹泻病、急性黄疸综合症、急性神

---

[1] WHO, *International Health Regulations：Provisional Draft* (Geneva：WHO, 1998), 3.

[2] WHO, *International Health Regulations：Provisional Draft* Arts. 11-39, 1998.

经性疾病以及其他须通报的疾病。[1] 这是《国际卫生条例》的一个主要变化。由于在当时许多国家缺乏评估疫情所需要的医疗资源，所以1998 年和 1999 年进行的有关上述疾病的田野试验并不成功。因此，1999 年这种以综合病症为中心的方法不再施行。然而，在世界卫生组织放弃修改《国际卫生条例》的综合病症路径的同时，疾病控制方面的诸多变化也成为世界卫生组织需要思考最多的问题。2000—2004 年间，这些关于如何修改《国际卫生条例》的提议出现在许多刊物之上，其中 2004 年 1 月的"《国际卫生条例》过渡草案"最能体现这一点。2004 年 11 月召开的国际会议考虑了上述草案，并提出了具体的修改建议。在随后 2005 年 5 月举行的一次会议上，与会者批准了《国际卫生条例》(2005)。[2]

　　2000—2004 年间，九位世界卫生组织的官员共同撰写了首篇相关的重要文章，并在 2000 年初被刊登在《新发传染病》杂志上。该文主要集中在疫情的核查问题上，并且设想了世界卫生组织的积极作用，如向那些通报疫情的国家派遣核查小组以及帮助各国提高监测能力。[3] 世界卫生组织另外一份重要的刊物是 2002 年出版的《全球危机：全球解决方案》。许多出版物在 2003—2004 年间纷至沓来。这些文章集中探讨 SARS 危机带来的教训，并且对《国际卫生条例》的修订产生重要影响。在 2004 年的前几个月中，各国对年初通过的"《国际卫生条例》过渡草案"进行了讨论。后来又出现了大量的相关文章。在关于修订《国际卫生条例》的讨论过程中，由于各国在 20 世纪 90 年代控制疾病方面经历不同，所以在一些问题上各执一词。1998 年以来，世界卫生大会每年所通过的决议也为《国际卫生条例》的修订提出

---

　　[1]　WHO, *International Health Regulations: Provisional Draft* Art. 1, Art. 2. 1, and Annex III, 1998.

　　[2]　World Health Assembly, Res. 58. 3(2003).

　　[3]　Grein, Kamara, Rodier et al. , "Rumors of Disease in the Global Village," 97-102.

了许多建议。[1]关于《国际卫生条例》(2005)的后续讨论也概括了其中的主要条款，并且探讨了条例修改的主要原因。很明显，许多变化都来源于1995—2005年这10年间各国和世界卫生组织的习惯做法。

在整个20世纪，世界卫生组织各机构与其他联合国机构的性质相似。只要通过简单多数或2/3的投票，世界卫生大会和执委会就可以通过相关决议。如果要通过一个新的条约，那么则需要2/3的多数通过。[2]事实上，《国际卫生条例》是1948—2000年间世界卫生大会批准的唯一一项具有法律约束力的条约。总干事可以调和国际冲突，但是发生在1970年的一例冲突却是例外，当时总干事未能进行积极的斡旋。[3] 在SARS危机期间，布伦特兰总干事建议各国和旅行者彻底改变一些做法。然而，此刻她担当的并不是国际纷争调和者的角色，相反，那是国际决策者为了降低感染和死亡机率而向国家和个人提出的建议对策。

《国际卫生条例》(2005)中最重要的机制变化涉及世界卫生大会下属的一些新机构。首先，每个成员国要派遣一人，组成"《国际卫生条例》专家组"。[4] 其次，专家组组长和其他专家任命"突发事件委员会"委员，该委员会就是否存在"全球关注的突发公共卫生事件"发表看法，还会提出被称为"临时性建议"的必要控制措施。[5] 第三，专家组和其他专家组成员组成"审议委员会"，并根据简单多数票进行决策。"审议委员会"的特别任务是为《国际卫生条例》的修订建议修正案，还就长期的卫生问题提出"常设建议"。[6] 第四，《国际卫生条例》(2005)提出了一些争端解决的途径，如由世界卫生组织总干事或世界

〔1〕　World Health Assembly，Res. 54. 14(2001)；56. 28(2003)；56. 29(2003).

〔2〕　WHO，"Constitution，" Arts. 19—21；60，2006.

〔3〕　David M. Leive，*International Regulatory Regimes：Case Studies in Health，Meteorology，and Food Volumes I & II* (Lexington，MA：Lexigton Books，1976)，58-64.

〔4〕　WHO，*International Health Regulations*：Art. 47，2005.

〔5〕　WHO，*International Health Regulations*：Arts. 48-49，2005.

〔6〕　WHO，*International Health Regulations*：Arts. 50-53，2005.

卫生大会开展谈判、调解、调停、仲裁等，但是各国并无法律义务去接受任一机构的裁决。[1] 最后应注意的是，同之前的版本一样，《国际卫生条例》(2005)给予各国在《国际卫生条例》生效前的 18 个月内拒绝或保留的权利。[2] 值得注意的是，很少有国家拒绝接受《国际卫生条例》(2005)或表达保留意见。

正如前面所提到的那样，在 20 世纪的大部分时间内，《国际卫生条例》对全球卫生政治和法律并不重要。在很多情况下，许多国家并不遵守这些规则，也很少努力扩大《国际卫生条例》的影响范围，使其不再局限于霍乱、瘟疫和黄热病这三种疾病。事实上，大卫·费德勒曾在其关于国际卫生法律的研究中指出，《国际卫生条例》模糊不清。[3] 在 20 世纪 90 年代末期，尽管人们对《国际卫生条例》的修订和重要性持乐观态度，但事实上并非如此。各国并未在政治层面上重视关于修订《国际卫生条例》的谈判。事实上，很多人都反对 1998 年的《国际卫生条例》草案。[4]

关于修订《国际卫生条例》的谈判始于 2000 年，这次谈判的政治意义与以前大不相同。2000 年创立的"全球疫情警报和反应网络"是这种政治考量转变的主要标志，"全球疫情警报和反应网络"的创立使得许多干预战略合法化。这种变化缘起于近年来世界上发生的一系列公共卫生危机。特别是在 SARS 危机之后，各国充分认识到了对《国际卫生条例》进行修订的必要性。2002—2005 年间，世界卫生组织各成员国批准了一些重要的修订，但还谈不上是根本性的变化。

《国际卫生条例》(2005)的另外一个显著的变化就是其所提倡的价值的扩展。《国际卫生条例》(1983)的目的是为限制传染病的全球

---

〔1〕　WHO, *International Health Regulations*：Arts. 54-56，2005.
〔2〕　WHO, *International Health Regulations*：Arts. 59-62，2005.
〔3〕　David P. Fidler, "From International Sanitary Conventions to Global Health Security：The New International Health Regulations," *Chinese Journal of International Law* 4：2(2005)：342；335-336.
〔4〕　WHO, *International Health Regulations*：*Provisional Draft* (1998).

传播和减少对国际贸易的干扰。而除了上述最初的两个目的之外，《国际卫生条例》(2005)还呼吁各国促进人权保护、环境保护和安全。大卫·费德勒将这种政治目标的扩展称为"一体化的治理"(integrated governance)。[1] 这种机制目标的扩展很可能被看做是全球卫生治理最有意义的转变。我们不应该低估《国际卫生条例》中关于"防止对全球贸易不必要的干扰"的承诺，同时也不应该忽视卫生治理机制中日益重要的人权、经济发展、保护环境和医疗安全等问题。[2]《国际卫生条例》(2005)的第一条原则规定，"这些规则的实施应完全尊重人的尊严、人权和基本自由"。[3] 这使人想起 1948 年通过的世界卫生组织宪章的序言。序言声称，"各民族之健康为获至和平与安全之基本，需赖于个人与国家间之通力合作"。序言还指出，"享有最高而能获致之健康标准，为人人基本权利之一，不因种族、宗教、政治信仰或社会情景各异而分轩辕"。

在 20 世纪，之所以无法形成一套有效的卫生条例，原因就在于一直存在以下条款:世界卫生组织仅能公布那些直接从当事国官方获得的疫情信息。因为害怕招致贸易禁运或其货物和公民遭到隔离，疾病爆发国家会选择隐瞒相关信息，而不是进行及时通报。正如本章开始时所解释的那样，这种情况在 20 世纪 90 年代开始改善，因为信息技术的进步使得各国政府无法控制疾病爆发信息的外流。随着 1997 年"全球疫情警报与反应网络"的初步建立，世界卫生组织开始接受来自非政府的信息。然而，这种做法直到 2005 年在《国际卫生条例》中才正式得到批准。根据最新的规定，除了各国官方通报和磋商的信息之外，世界卫生组织还可以考虑非官方信息源，并根据既定的流行病学原则对这些报告进行评估，然后就这些事件与被指成的当事国进行信

---

〔1〕　David P. Fidler, "From International Sanitary Conventions to Global Health Security," 337;334.

〔2〕　WHO, *International Health Regulations*:Arts. 2;5, 2005.

〔3〕　WHO, *International Health Regulations*:Art. 3, 2005.

息沟通"。[1]

诚然,有些国家因为担心经济受到损失而对疫病爆发事件知而不报,但是我们还应该明白,有时一些国家不上报的原因在于,这些国家缺乏监测其公民健康状况的技术能力,根本就无法监测到正在爆发的疫情。因为很多国家要求强化各国疫情监测、评估和共享信息的义务,所以关于《国际卫生条例》(2005)的谈判反复强调了国家的监测能力问题。《国际卫生条例》(2005)规定,各国负有发展监测能力之义务,"每个成员国应遵照附录1中所规定的规则,发展、加强和保持其监测、评估、通知和通报疾病爆发事件的能力"。[2] 附录1第一部分中的条例明确地列出了各国应该获得的监测能力。为了提升各国和世界卫生组织的监测能力,《国际卫生条例》(2005)规定,各国都应该创立一个"《国际卫生条例》(2005)国家归口单位",以便与其他国家和世界卫生组织进行沟通。世界卫生组织也承诺创建"《国际卫生条例》(2005)联络点",以便与各成员国进行沟通。[3] 另外,世界卫生组织有义务帮助所有国家发展通讯和监测能力,还必须提供发展这些能力的指导方针。[4]

根据《国际卫生条例》(2005),各成员国必须通报以下事项:

在本国领土内发生、并按决策文件有可能构成国际关注的突发公共卫生情况的所有事件,以及为应对这些事件所采取的任何卫生措施。如果世界卫生组织接到的通报涉及国际原子能机构的权限,世界卫生组织应立刻通报国际原子能机构。[5]

[1] WHO, *International Health Regulations*:Art. 9, 2005.
[2] WHO, *International Health Regulations*:Art. 5, 2005.
[3] WHO, *International Health Regulations*:Art. 4, 2005.
[4] WHO, *International Health Regulations*:Art. 5;Arts. 12-13, 2005.
[5] WHO, *International Health Regulations*:Art. 6,2005.

还需要强调的是,《国际卫生条例》(2005)规定,国家有义务通报任何会引起国际关注的公共卫生突发事件,"不论其起因和来源如何"。这样就为世界卫生组织应对传染病以外的安全威胁打开了方便之门。[1]美国等国想让各成员国承担通报那些可被用做武器的材料泄漏问题,这遭到了伊朗和巴西等一些发展中国家的反对。最后,发展中国家和发达国家就以下条款达成妥协:"如果缔约国有证据表明在其领土存在可能构成国际关注的突发公共卫生事件的、出乎意料的或不同寻常的公共卫生事件,不论其起因和来源如何,即应向世界卫生组织提供所有相关的公共卫生信息。在这种情况下,第六条款的内容将完全适用。"[2]

在对《国际卫生条例》(2005)的讨论中,最重要的议题之一就是,当事国应该如何判定所发生的疫病是引起国际关注的公共卫生突发事件,从而需要将其报告给世界卫生组织和国际社会。附录2的第五条和第六条给出了三种划分传染病的方法。第一类适用于那些总是被认为会引起国际关切的突发公共卫生事件,因此必须上报。这类疾病包括天花、小儿麻痹症(由脊髓灰质炎病毒引起)、新变种引起的流感和SARS。第二类是一些有时会引起国际关切的公共卫生突发事件,如霍乱、肺鼠疫、黄热病、病毒性出血热(包括埃博拉病毒、拉沙热和马尔堡病)、西尼罗河脑炎以及其他国家和地区的传染疾病。若其中任何一种疾病爆发,决定其潜在影响有四个标准,即是否严重、是否异常、是否有全球传播的危险以及是否会对全球贸易和旅游造成威胁。第三类是任何符合这四个标准中的两个及以上的疾病,这样就为报告新发和复发疾病提供了一个渠道。[3]

---

〔1〕　WHO, *International Health Regulations*:Art. 7, 2005.

〔2〕　WHO, *International Health Regulations*:Art. 7, 2005; Fidler, "From International Sanitary Conventions to Global Health Security," 352:365-367.

〔3〕　Fidler, "From International Sanitary Conventions to Global Health Security," 370-374.

　　《国际卫生条例》(2005)中有一项有趣的条款与"生物制品、试剂和诊断材料的运输和处理"有关。其中规定："所有成员方都要根据本国法律，考虑到相关的国际指导原则，为生物制品、诊断标本、试剂和其他诊断材料的运输、出入境、加工和处理提供便利，以便核实和实施《国际卫生条例》所规定的公共卫生应对措施。"[1]该项条款十分重要，因为这使得各成员国和世界卫生组织可以要求将某些生物物质寄送给他们，被要求者必须遵守。该项措施对于国际疫情监测具有十分重要的意义，因为它确保了各国和医学实验室可以获得出于研究目的而需要的样品。然而需要强调的是，世界卫生组织发现有时候很难强制实施这些规则。

　　在《国际卫生条例》(2005)中，大部分有关促进公共卫生医疗的具体建议都在第五和第六部分。这些建议与公共卫生措施、运输条件、旅客、货物、集装箱和卫生证书相关，显而易见都集中在贸易发展方面。附录4至附录8都是关于海运和空运的具体指南。[2]这些条款和附录很少谈到国内的公共卫生系统问题。就目前而言，所涉及的大多是关于出入境站点的检查问题。

　　需要注意的是，很多有关全球卫生问题的具体建议都是由世界卫生大会及其下属机构制定的。这些下属机构包括来自于不同成员国的医学专家组。这些专家组将继续在世界卫生组织的活动以及决策过程发挥关键作用。当然，新创立的"审议委员会"和"应急委员会"也可能发挥很重要的政治作用。就像布伦特兰总干事在2003年的SARS危机中所表现的那样，世界卫生组织总干事也可能在建议国际卫生战略方面起到更重要的作用。在整个处理SARS危机过程中，由布伦特兰总干事和世界卫生组织的专家组成的专家咨询委员会起到很关键的影响作用。事后看来，各成员国在SARS危机中认可了世界

---

〔1〕　WHO, *International Health Regulations* :Art. 46, 2005.
〔2〕　WHO, *International Health Regulations* :Arts. 23-39, 2005.

卫生组织所发挥的广泛而重要的影响。这一点实属难得。例如，总干事签发的旅游警示标志着总干事前所未有的地位和影响。

在 20 世纪，关于《国际卫生条例》的一个争议就是"过激措施"或"更严厉的措施"问题。一些国家认为，应当限制各国采用比《国际卫生条例》中所规定的更严厉的规则的能力；而另外一些国家则认为，各国在严厉的规则制定方面享有完全的自由。在整个 20 世纪，发达国家都反对别国拥有实施更严厉的措施的权利，因为一旦采用更严厉的措施，贸易流通就可能受到阻碍。这种想法最近已经开始改变，因为越来越多的发达国家意识到，他们需要更多的行动自由来控制传染病的传播。在关于《国际卫生条例》(2005)的谈判过程中，各国在"附加卫生条例"中解决了这种分歧。[1] 这项条例使得各国拥有足够的余地来实施更严厉的措施。但是，在实施之前，各成员国需要与世界卫生组织官员进行商讨。也就是说，在这场关于过激措施的争论中，国家的立法主权最后占了上风。

《国际卫生条例》是否应该具有法律约束作用？这是在谈判过程中反复出现的一个问题。各国总是违背《国际卫生条例》，认为其不具有法律约束力。发达国家普遍认为，即使许多国家认为《国际卫生条例》不具有法律约束作用，赋予《国际卫生条例》(2005)最初的法律地位可能会增加这些规则得到遵守的可能性。同时，许多发达国家越来越强烈地倾向于支持卫生危机应对的政治自主权。颇具讽刺意味的是，这一点与发展中国家的看法趋同。关于这种政治倾向的改变，大卫·费德勒认为，"修订过程正逐渐从具有法律约束力的通报规则的制定转向对全球信息网络的依赖，而前者是经典的机制支柱"。[2]

值得注意的是，除了世界卫生组织之外，其他国际组织也参与到传染病跨国控制的过程之中。国际海事组织（IMO）和国际民航组织

---

〔1〕　WHO, *International Health Regulations*：Arts. 42-43，2005.

〔2〕　David P. Fidler, "Emerging Trends in International Law Concerning Global Infectious Diseases Control," *Emerging Infectious Diseases* 9：3 (2003)：286.

（ICAO）是另外两个关键的国际组织。但与世界卫生组织相比，这两个组织的作用要相对微弱一些。国际海事组织负责三个主要国际公约：《国际防止船舶造成污染公约》、《防止海上倾卸物料公约》（《伦敦公约》，1972）和《协助国际海运公约》（1965）。国际海事组织大会通过了《国际轮船压舱水和沉淀物控制和管理条约》（2004）。《国际防止船舶造成污染公约》和《防止海上倾卸物料公约》所禁止或控制的物质中，大多数都不具有引发疫病爆发的危险。《国际轮船压舱水和沉淀物控制和管理条约》（2004）也是如此，尽管压舱水能够传播霍乱等一些传染病。《协助国际海运公约》（1965）主要涉及港口当局的活动，包括港口当局对世界卫生组织关于港口标准的支持。[1]

国际民航组织制定的主要卫生规则都被纳入《国际民航条约》的附录9之中（辅助附录）。虽然附录中的条款并不具有正式的法律约束力，但受遵守的程度很高。几乎所有与卫生保护有直接或间接关系的条款都支持世界卫生组织所制定的卫生标准。这些条款规定，国际民航组织成员方应该遵守《国际卫生条例》，使用世界卫生组织规定的消毒方法；需要注射疫苗时，要使用世界卫生组织颁发的国际疫苗接种和再接种证书；在港口维护促进公共卫生所需要的设备。[2] 显而易见，在有关卫生的规则问题上，国际海事组织和国际民航组织都听从世界卫生组织的安排。此外，国际民航组织还有一个附属于其秘书处的"航空医学分部"，就某些具体疾病控制战略提出建议。

---

[1] International Maritime Organization, *Official Website*, "IMO Documents," 2007, http://www.imo.org/.

[2] International Civil Aviation Organization（ICAO）, *Official Website*, "Convention on the International Civil Aviation," edition, 2006, Doc 7300, Paragraphs：2.22, 3.25, 6. C, and 8.2, http://www.icao.int/iconet/dcs/7300.htlm.

结 论

本章主要关注的是国际社会在疾病防控方面所取得的某些进展。首先是疾病监测的治理战略,这个问题本身不仅很重要,还影响到其他战略。其次是如何控制突发疫病爆发事件。最后,本章分析了《国际卫生条例》的变革,尤其是在防控疾病跨界传播方面。

在整个 20 世纪,全球疾病控制机制存在的一个主要问题就是,由于害怕其公民和货物遭到隔离和抵制,所以各国一直不愿意向外界通报相关疫情信息。这种情况在 20 世纪 90 年代中期发生了很大改变,因为当代信息技术的发展使各国很难再封锁这些信息。网络的发展尤其具有变革意义。从此,关于疾病爆发和影响的信息就变得越来越透明。

因为技术的变革,卫生专家和各国政府官员开始建立相关机构,以促进传染病信息共享。第一个意义重大的制度发展就是在卫生专家之间创立了信息共享网络,这些专家们将疫情信息传给美国的一家网站。该网络就是创立于 1993 年的"新发疾病监测计划",它是两个最重要的疫情信息传播网络之一。另外一个重要的信息网络就是"全球公共卫生信息网",其结构与前者有很大差异。它是加拿大政府于 1997 年同世界卫生组织合作创立的一个收集信息的电子系统,其信息来源是许多网站上公布的全世界范围内的疫情爆发数据。数据经加拿大政府整理后,被发送到世界卫生组织和其他很多医疗卫生机构,供他们对报告加以评估。

除"新发疾病监测计划"和"全球公共卫生信息网"外,其他比较重要的监测机构包括能在工作过程中接触到大量信息的媒体集团,如 CNN 和 BBC 等。无国界医生组织、乐施会等人道主义非政府组织也是如此。在考虑这些有关疾病监测的评论时,我们需要意识到,到 20

世纪 90 年代末,信息技术已经使得大多数人真正拥有接触世界范围内疫情信息的能力。将这种能力纳入法律文件之中并非必要,但的确具有重大意义。

控制疫情传播有三种最重要的战略,其中之一就是给疫区或可能爆发疫情的地区提供物资援助。有些时候,国家面临的问题是长期的基础设施问题,需要改善公共卫生体系(详见第五章),但有时还面临短期的突发疫情问题。本章回顾了五种突发情况,在应对这种突发情况中的外援模式极为相似。世界卫生组织不仅鼓励多边施援,还负责对其进行协调。各国政府虽然有时在世界卫生组织框架下采取行动,但也提供研究援助和资金。事实上,"世界卫生组织合作中心"运作的研究实验室是与世界卫生组织签署了协议的国家机构。通常也有民间机构向有需要的国家提供援助,但经费还是由各国支付。地方卫生部门也在控制突发疫情的项目中发挥了重要作用,负责协调参与控制工作。疫情爆发的国家政府也发挥了很重要的作用,因为它必须向各方寻求援助,尤其是向世界卫生组织。从法律上讲,如果没有接到寻求支援的正式申请,世界卫生组织并不允许向疫区派遣突发事件应对小组。世界卫生组织的职员通常积极地给政府官员提供建议,尤其是通过当地卫生部提供关于治疗方案的建议。在没有法律强制力的条件下,世界卫生组织强有力的专家网络使其依然能够劝服各国遵从医学惯例。世界卫生组织的合法性在很大程度上在于其真正改善了全球卫生状况的意愿。事实上,联合国的众多机构被普遍认为倾向于促进发展中国家的福利,这也是联合国儿童基金会、联合国粮农组织乃至世界银行总是参与到对发展中国家的国际援助行动之中的原因。最后一组医疗卫生援助网络的重要行为体是非政府组织,如无国界医生组织、墨林、乐施会以及美国的国际援助合作署(CARE)等。它们的出现将目前这种国际援助行动同过去区别开来。

在 20 世纪 90 年代早期,国际卫生治理方面的惯例也发生了诸多变化。但从中期开始,世界卫生组织开始转而关注《国际卫生条例》的修订。《国际卫生条例》是关于卫生治理的最重要的法律安排。关于《国际卫生条例》修订的谈判始于 1996 年，终于 2005 年，不过最关键的则是 2003—2005 年间的讨论。虽然谈判最终接受了很多修改，但真正重大的变化的确是屈指可数。

首先，《国际卫生条例》的一个重大修改之处就是将其原来覆盖的 3 种疾病增加到 15 种，并且还有可能继续增加。第二，《国际卫生条例》(2005)首次正式允许世界卫生组织接受非官方的疫情信息来源。长期以来，世界卫生组织因无法获取并公布这些信息而受到批评。第三，各国承诺努力增强收集并公布疫情信息的能力。第四，国家被赋予更多自由来采用更严厉的措施。这就表明，在更严厉的措施的立法方面，发达国家正在向发展中国家靠拢。最后，世界卫生组织有了新的决策机构，其为突发疫情和长期卫生问题提供更具体的规则和指南。这些规则和指南被称为"突发事件建议"或"长期建议"。还需要重点指出的是，除了这些关于世界卫生组织成员国权利的条款之外，世界卫生组织秘书处有权"点名并羞辱"那些不遵守世界卫生组织建议的国家。SARS 危机和禽流感危机促使世界卫生组织采取了上述战略。

显而易见，各国仍然担心新发和复发疾病所引起的多重负面后果。颇具矛盾的是，在 20 世纪和 21 世纪，我们对传染病的医疗知识了解得越多，就越能意识到人类健康的脆弱性和在疾病传播方面全球相互依赖的危险。这种理解使得许多国家不再拒绝接受更强大的监测和控制机制。人们越来越意识到，发达国家的公众健康受制发展中国家的公共卫生状况，这是建立更有效的治理体系的最强大的推动力。鉴于民间的政治压力，以卫生为导向的非政府组织总是拥有强大的人道主义基础。在当今时代，由于对疾病控制所带来的自身利益有了更深的理解，人们就可以很容易地认为，一个强有力的疾病监测和控制体系不仅是出于人道主义考量，而且还是因为它是我们生存之所需。

第四章 疾病控制：卫生援助计划的变革

　　如何实施物资援助计划从而提高发展中国家的公共卫生水平，是国际卫生合作中最广泛、最复杂，也最具有争议性的一点。20世纪90年代初期，由于自发性卫生援助的广泛展开，援助计划越来越受到重视。卫生援助计划对落后的卫生体系所产生的影响不但极大地拓展了援助战略的范围，而且也扩大了行为体提供卫生援助的合作路径。本章主要对卫生援助领域的这些变化进行探究，了解援助提供的合作路径。内容分为以下四个部分：第一部分说明了卫生援助的近期发展趋势，并阐述了这种发展趋势的原因。第二部分介绍了现今卫生援助机制中的各种行为体，重点解释了他们所扮演的角色。第三部分分析了分配援助的四种方法，其中包括各国政府间的双边分配、从非政府组织向受援者的双边分配、通过国际组织的多边分配以及通过全球卫生伙伴关系的多边分配，同时对利用各种援助提供方法的动机进行分析。分析重点放在最后一种分配方法上，因为这是国际卫生政治中出现的一种新现象，而对这种援助提供方法加以阐述有助于我们了解多边治理计划。第四部分分析了当代卫生援助的本质和效率。

卫生援助的趋势

本章试图分析在过去的 15 年中对卫生援助造成广泛影响的三种趋势,找出促使或影响这种大趋势的四个因素。这三种趋势分别是:援助计划资金数量的增长、参与计划的行为体的增多以及对援助效果的日益关注。

在 20 世纪 90 年代,官方发展援助不断减少;[1]实际上,官方发展援助在这 10 年中被削减了将近 25％,在 1997 年达到最低的 580 亿美元。然而自 1998 年开始,官方发展援助开始增长,于 2003 年达到了700 亿美元,2004 年达到 1050 亿美元。[2] 在新世纪最初几年中,官方发展援助不断增长,从 1997 年占捐赠国国民总收入的 0.22％这一历史最低点,升至 2003 年的 0.25％左右。尽管这是一个进步,但需要注意的是,这个数据仍然远远低于经济合作与发展组织的成员国在1970 年定下的 0.7％的目标。[3]

---

〔1〕 根据经济合作和发展组织的正式定义,官方发展援助包括对发展中国家的如下赠款和贷款:由官方机构执行;主要目的是促进经济发展和福利;有优惠的金融条件。除了资金流动之外,技术合作也被包括在援助之中。出于军事目的的捐助和信贷被排除在外。针对私人个体的转移支付也不在此列。OCED, *Official Website*, "Glossary," 2006, http://www. oced. org/glossary/0,3414,en_2649_33721_1965693_1_1_1_1,00. htlm # 1965586.

〔2〕 Pablo Gottret and George Schieber, *Health Financing Revisited: A Practitioner's Guide* (Washington, DC: IBRD and World Bank, 2006), 125-126; International Development Association (IDA), *Report 38750: Aid Architecture: An Overview of the Main Trends in Official Development Assistance Flows* (Washington, DC: IDA, February 23, 2007), 2, http://go. worldbank. org/JM00RQYL00.

〔3〕 当前,只有五个国家实现了该目标,其中包括丹麦、卢森堡、荷兰、挪威和瑞典。以下六个国家已经确定了实现该目标的日期:比利时(2010)、芬兰(2010)、法国(2012)、爱尔兰(2007)、西班牙(2012)和英国(2013)。Robert Hecht and Raj Shah, "Recent Trends in Innovations in Development Assistance," in *Disease Control Priorities in Developing Countries*, 2nd edition, edited by Dean T. Jamison, Joel G. Breman, and Anthony R. Mesham. (Washington, DC: World Bank and Oxford University Press, 2006), 243-244.

近些年来,官方发展援助的增加主要表现在债务的削减、灾难和应急救济、技术合作以及管理方面的正常开支。[1] 就地域分配而言,非洲一直是援助资金的最大接收者,大约占援助总额的 35%;拉丁美洲和加勒比地区得到的援助大约占 14%;东亚和南亚占 11%;中亚得到剩余的 7%。[2]

卫生发展援助是发展援助(DHA)专门从援助计划中划拨的一部分。卫生发展援助的发展趋势反映了官方发展援助的发展趋势,因为卫生发展援助近几年也在开始增长。在 20 世纪 90 年代的早期和中期,卫生发展援助额为每年大约 20 亿美元。[3] 2003 年达 100 亿美元,2004 年达 140 亿美元,并且现在依然在增长。[4] 美国记者劳拉·加勒特总结了这个趋势:"今天,由于最近在公共和私人捐赠这一方面增长规模空前,所以跟以往相比,更多的资金将被用于应对卫生挑战。"[5]卫生援助的激增使得许多专家乐观地认为,国际社会将能够成功地应对卫生挑战。例如:

> 捐赠者和发展中国家正在尝试使用卫生发展援助的创新途径,同时寻找其他方法,用以提高现今援助资源和更传统的金融机制的有效性。总之,卫生发展援助已经进入了一个动力十足的

---

[1] Gottret and George Schieber, *Health Financing Revisited*, 125-126.

[2] Hecht and Raj Shah, "Recent Trends in Innovations in Development Assistance," 245.

[3] 许多对此问题进行研究的学者,包括 Hecht 和 Shah(2006)、Sridhar 和 Batniji,都对全面而有组织的关于卫生发展援助数据的缺位表示哀叹。此外,就卫生援助而言,避免多边援助重复计算的困难难以避免。正是因为这一点,所有数据仅为估计的数字。

[4] Gottret and George Schieber, *Health Financing Revisited*, 133; Devi Sridhar and Rajaie Batniji, "Global Health Institutions: Financing and Accountability," *Global Economic Governance Programme*, *University of Oxford*, 2006, www. globaleconomicgoverance. org/health/research. php,1.

[5] Laurie Garrett, "The Challenge of Global Health," *Foreign Affairs* 86: 1 (2007):14.

阶段，并且前景乐观。[1]

在关于卫生援助分配本质的研究中，对双边和多边援助总额进行解释是一个很重要的方面。因此，很有趣的是，双边卫生援助从1997—1999 年的年均 22 亿美元（占总额的 3.8％）增长到 2002 年的29 亿美元（占总额的 6.8％）。美国是迄今为止最大的双边卫生援助资金提供国。事实上，尽管美国因提供的援助低于其国民生产总值的0.25％而遭到批评，但是在这一时期，该国独自提供的卫生援助就占双边援助总量的 40％。[2]

多边卫生援助的数量也在增长。联合国系统的卫生援助已从1997—1999 年的年均 16 亿美元增长到 2002 年的 20 亿美元。而且，世界卫生组织的预算在 2006—2007 财政年度飞速增长到 33 亿美元（其中包括 10 亿美元的常规预算和 23 亿美元的预算外资金）。在 21世纪的前几年中，通过发展银行的稳定融资，年均捐赠额高达 14 亿美元。但是值得注意的是，在 20 世纪 90 年代，世界银行几乎不为卫生问题提供资金，但是却在传染疾病控制问题领域投入巨资。在 1993—2003 年间，资金额从 1.57 亿美元增加到 5.07 亿美元，翻了三番。2003 年，世界银行在卫生援助方面的总支出达到顶峰，高达 34 亿美元，但从此以后开始逐渐减少。[3]

国际卫生援助领域的第二个主要发展趋势就是行为体的数量和类别的增多。从受国际政治所主导到各种不同行为体的参与，卫生援助领域自 20 世纪 90 年代以来发生了极大的变化。尽管大量的非政

---

[1] Hecht and Shah, "Recent Trends in Innovations in Development Assistance," 243.

[2] Hecht and Shah, "Recent Trends in Innovations in Development Assistance," 244.

[3] 世界银行 2003 年在卫生方面的开支为 34 亿美元，2007 年则下降到 21 亿美元；其中的 8700 万美元用于防治艾滋病、结核和疟疾项目；2.5 亿美元被用于儿童和母体健康。Garrett, "The Challenge of Global Health," 20.

府行为体(比如红十字会和洛克菲勒基金会)是几十年来在这个领域的主要行为体,但是在过去 15 年里,成百上千的非政府组织也参与其中。它们的影响已经扩大到了空前的程度。政府、政府间组织、人道主义机构、医疗非政府组织、私营企业和慈善家团体等构成了当代卫生援助机制的图景。根据最近的世界银行报告:"卫生援助渠道增多尤其明显。实际上,100 多个主要组织涉入了卫生领域,其扩展程度比在任何领域都要高得多。"[1]

有趣的是,出资援助发展和卫生事业的捐赠国数目比以前有了增加。现在,许多以前没有参与援助计划的国家向贫穷国家提供资金和物质援助。[2] 此外,财政和物质援助的其他提供者,比如私营企业,开始产生极大的影响。从一个发展中国家的角度来看,以下方面颇值得关注:

> 在过去的半个世纪里,每个国家的捐赠者的平均数量翻了三番,从 20 世纪 60 年代的 12 个增长到 2001—2005 年间的 33 个。更多的双边捐赠者和日益增加的多边渠道使得援助事业的发展越来越快。援助渠道的增加十分重要。尤其是在冷战结束后,拥有 40 多个积极的捐赠者的国家和国际组织的数量从无增加到 31 个。国际组织、基金和项目的数量比它们要援助的发展中国家的数量还要高。[3]

人们越来越关注卫生援助的使用效率,这是卫生援助领域中出现

---

〔1〕 *IDA*,*Report* 38750,19.

〔2〕 发展援助的大部分一直以来都是通过经济和合作发展组织的"发展援助委员会"来执行。它是经济和合作发展组织解决与发展中国家的合作相关的问题的主要机构。OCED, "Development Cooperation Directorate," http://www. oecd. org/searchresult/0,3400,en_2649_33721_1_1_1_1,00. htlm.

〔3〕 *IDA*,*Report* 38750,19; Hecht and Shah, "Recent Trends in Innovations in Development Assistance," 249; Gottret and George Schieber, *Health Financing Revisited*,125.

的第三个主要发展趋势。[1] 在过去的 10 年里，政府和非政府组织每年都发布许多报告，用以对援助资金的开支方式进行辩论。更重要的是，还就如何开支才能提高援助资金的效率展开探讨。2005 年发布的《关于援助效率的巴黎宣言》就是一个最明显的例子。100 多位政府部长或者知名官员签署了《巴黎宣言》。其中介绍了为确保救援资金高效利用而必须采纳的步骤，列出为测量援助开支改进效果而设计的可量化的指标。[2] 援助效率至关重要，因为即使流向卫生援助的援助资金在不断增多，这些资金仍不足以支持在贫穷国家建立有效的卫生保健系统的计划。而且在以前，当援助资金被不合理支配和利用的时候，发达的捐赠国常常从他们的援助机构收到负面的反馈信息，因此对于发达国家和发展中国家而言，制定基于结果的高效的援助政策十分必要。有趣的是，自发起到全球监督作用的非政府组织经常鼓励发展机构制定更有效的新政策。例如，作为一个设在英国的非政府组织和游说团体，"行动救援"（ActionAid）曾经批评过官方发展援助，说它在昂贵而且不必要的产品、服务和管理费用上浪费资金。类似的公众批评促使许多对声誉敏感的国家或是国际组织检讨自己的相关政策，并在一些情况下改变了他们提供援助的方式。[3]

　　正如前面一部分所解释的那样，与过去相比，卫生援助计划正在吸引更多的资金，并且资金的来源更加广泛，更多的行为体参与其中。接下来一部分将对卫生援助计划迅速扩张的原因进行分析。概括起

---

[1]　Nicolaus Lorenz, "Effectiveness of Global Health Partnerships: Will the Past Repeat Itself?" *Bulletin of WHO* 85:7 (2007): 567.

[2]　进展指标包括要求援助要更具有可预测性和无约束性。这些指标还要求增加发展中国家对开支计划的自主权、援助目标之间更好的协调。Paris Declaration, *Paris Declaration on Aid Effectiveness: Ownership, Harmonization, Alignment, Results and Mutual Accountability* (Paris: High Level Forum on Aid Effectiveness, 2005).

[3]　Steve Radelet, "Grants for the World' Poorest: How the World Bank Should Distribute Its Funds," Center for Global Development, 2005, http://www.cgdev.org/content/publication s/detail/2681; Paris Declaration 2005; Romily Greenhill and Patrick Watt, "Real Aid: An Agenda for Making Aid Work," Action Aid International, 2005, http://www.actionaid.org.uk/doc_lib/69_1_real_aid.pdf.

来主要有以下五种原因：健康促进和其他价值的联系；千年发展目标的制定；艾滋病的蔓延；市民社会组织在卫生计划中持续增加的影响力；全球卫生伙伴关系的确立。

首先，尽管全球卫生议程一直拥有强大的道义吸引力，但仅仅是在过去的几十年里，健康与经济发展之间和健康与安全之间才建立了令人信服的联系。卫生状况的改善与全球经济的发展和稳定密切相关，这一联系使得卫生问题在政府治理议程中占有越来越突出的地位，因为现在有理由认为，发展中国家糟糕的健康状况对发达国家产生负面的影响。尤其特别的是，作为测量生产力损失的标准，"伤残调整生命年"〔1〕使得经济学家和发展专家更能理解上述联系，从而更深刻地探讨卫生和经济增长之间的密切相关性。就安全而言，最近几年出现了许多关于疾病的研究，尤其是对艾滋病的研究。这些研究认为，传染病通过毁灭一个国家的政治、军事领导人以及有生产能力的人群，从而有可能使世界上所有地区处于不稳定的状态。正如美国前任联合国大使所言：

艾滋病像任何战争一样具有毁灭性……在后冷战时期，国际安全不仅仅是指枪炮和主权国家之间的均势。曾作为安理会主席的副总统戈尔雄辩地声称，艾滋病是"一种安全危机，因为它不仅仅威胁到公民个体，还对那些用来规范并维护一个社会性质的制度构成威胁"。〔2〕

其次，在 2000 年 9 月，联合国的 189 个成员国一致通过了千年发

---

〔1〕　伤残调整生命年是一种量化疾病经济负担的方式，尽管很多专家发现它很有用途，但是其他专家却对这种计算疾病负担的方法提出批评。关于详细的讨论，参见本书第一章。

〔2〕　Richard Holbrooke, "Battling the AIDS Pandemic," *AIDS: The Threat to World Security* 5:2 (July 2000), http://usinfo. state. gov/journals/itgic/0700/ijge/gj01. htm; Sandra Thurman, "The Shared Struggle Against AIDS," *AIDS: The Threat to World Security* 5:2 (July 2000).

展目标(MDGs),这些目标使得当今全球卫生援助体系中的不平等性和缺陷显露无疑。[1] 根据联合国决议案的规定,所有的八个千年发展目标被细分成有针对性的 15 个方面,这些目标必须在 2015 年得到实现。[2] 第四、第五和第六目标分别是降低儿童死亡率、改善育龄妇女的健康,以及抗击艾滋病、疟疾和其他主要疾病,而这些都与卫生直接相关。[3]

千年发展目标对全球议程产生重大影响。千年发展目标在两个关键领域与先前的发展计划明显不同。首先,正如上述目标清单所显示的那样,千年发展目标意义深远,范围广泛。其次,这些目标背后的具体指标都可以进行量化,并规定应到 2015 年实现。所以跟以往模糊的发展目标相比,更易于对这些具体指标的进展情况进行追踪。另外,由于这些目标是由联合国所有成员国一致通过,因此为了落实千年发展目标,许多发达国家的政府已经改变了他们自己不同的援助计划,这就使得他们成为各国政府以及联合国系统的关注点。例如,赫克托(Hecht)和伊朗国王认为,正是由于捐赠者越来越关注千年发展目标所呈现出来的挑战,才使得卫生援助计划资金增加。[4] 值得注意的是,尽管援助资金的增加毫无疑问地与千年发展目标有关,但是许多低收入国家却无法达到这些发展目标。事实上,许多估计都表明,财政需求至少翻三番才能实现千年发展目标。[5]

---

〔1〕 Kelley Lee, Gill Walt, and Andy Haines, "The Challenge to Improve Global Health: Financing the Millennium Development Goals," *Journal of the American Medical Association* 291:2(2004):2636.

〔2〕 这些目标主要包括:根除极度贫困和饥饿;实现全民基础教育;促进性别平等和赋予女性权力;降低儿童死亡率;促进生殖健康;抗击艾滋病、疟疾和其他主要疾病;确保环境的可持续性;为发展而建立全球伙伴关系。参见"联合国千年计划"官方网站,"About MDGs: What They Are,"2006, http://www. unmillenniumproject. org/goals/index. htm.

〔3〕 United Nations Millennium Project, "About MDGs: What They Are".

〔4〕 Hecht and Shah , "Recent Trends in Innovations in Development Assistance ," 244.

〔5〕 Gottret and Schieber, *Health Financing Revisited* , 124; Lee,Walt and Haines, "The Challenge to Improve Global Health," 2636-2637.

第三,历史上几乎没有任何事件比艾滋病的蔓延这一卫生问题更能吸引公众的注意。根据世界卫生组织的调查,全球已经有近 4000 万人(几乎全在非洲)感染了艾滋病;每年大约有 300 万人死于艾滋病,约 400 万人被感染。[1] 自从艾滋病被发现以来,这种疾病就对人类健康产生毁灭性的影响。正如科菲·安南在 2006 年所言:

> 从 1981 年开始,艾滋病从根本上改变了我们的世界——它已经夺去了 2500 多万人的生命,使几百万孩子沦为孤儿,恶化了贫穷和饥饿现象,甚至在有些国家逆转了人类的发展……最初报道过的数例奇怪的病例,现今已经成为 21 世纪全球发展所面临的最大的威胁之一。[2]

正是通过广泛宣传艾滋病的破坏性,"国际社会才开始全球动员以应对发展中国家的艾滋病疫情"。[3] 药品可以极大地减轻患者的痛苦。由于人们意识到在药品的获得方面存在诸多不公平、不合理的现象,所以就更加促进了人们对抗艾滋病的动力。人权组织认为,能否获得抗逆转录病毒药品是主要的全球政治问题。现在有数不清的援助项目专门向艾滋病患者提供药品。正因如此,"艾滋病问题显然成为国际卫生援助中最优先的事项"。[4] 事实上,可以认为,艾滋病问题在卫生和发展领域太过突出。虽然它使得卫生援助资金不断增多,但是发展援助是有限的,许多援助国经常会选择支持与国内人口

---

〔1〕 Joint United Nations Programme on HIV/AIDS, "About UNAIDS," 2007, http//www. unaids. org/en/AboutUNAIDS/default . asp.

〔2〕 United Nations, *Official Website*: *The Secretary General*, "Message on the Occasion of World AIDS Day," December 1, 2006, http//data. unaids. org/pub/PressState/2006/SG-worldaidsday2006. pdf.

〔3〕 Hecht and Shah, "Recent Trends in Innovations in Development Assistance," 244.

〔4〕 Landis MacKeller, "Priorities in Global Health Assistance for Health, AIDS, and Population," *Working Paper* 244 *OECD Development Centre* (Paris;OECD,2005),7.

有关的卫生计划。这就意味着，相比其他也具有毁灭性但不为人所知的疾病，如麦地那龙线虫病和利什曼病，艾滋病问题得到更多的资金支持。正如有报道认为：

> 近年来，越来越多的来自经济合作与发展组织的官方发展援助被用来应对艾滋病危机；如果根据某种疾病所造成的"伤残调整生命年"来计算，使用"疾病负担标准"来设定优先事项，那么在抗击艾滋病以及低点程度的生殖卫生保健促进方面的资金分配远远高出了人们的预期。[1]

卫生援助增长的第四个原因在于多边合作倡议的建立和快速增加。国际卫生援助发展的一个主要特点就是公共部门（政府和政府间组织）、私有部门（商业公司）以及市民社会（人道主义非政府组织和慈善基金会）之间的合作。在慈善基金会这类行为体中，比尔·盖茨夫妇基金对于合作的发展产生了极大的影响，原因在于其规模庞大的财政支持和公认的参与这种事业的合法性。诸多广泛的伙伴关系的发展使得不同的行为体携起手来。这种多方面的合作被称为公私伙伴关系（PPPs），或者更具体地说是全球卫生伙伴关系（GHPs）。正如洛克菲勒基金会的前会长高登·康韦（Gordon Conway）所言："建立公私和社会之间的伙伴关系是 21 世纪慈善组织的新角色。"他还强调，上述社会中三部门的合作是基于各自的优势和缺陷之上的：

> 每一个部门都有自己的缺陷，如政府有时行动缓慢、效率低下，市场可能不会促进公平，反而加大不公平，非政府组织把满足穷人的需要视为自己的目标，但是他们规模不大，缺少资源。但

---

〔1〕 MacKeller, "Priorities in Global Health Assistance for Health, AIDS, and Population," 4.

是如果合理行动,通过利用政府和公共部门的规模、私营企业的创新以及非政府组织的自助和贡献,三者之间的伙伴关系可能会十分成功。[1]

20 世纪 90 年代初期,全球卫生伙伴关系的数量还不算多。现在已有近 70 个活跃的伙伴关系。[2] 在全球层面,这些伙伴关系在增加公众对于卫生问题的关注、资金募捐以及政治支持的获得等方面做出了许多努力。一篇由盖茨基金会资助的关于全球卫生伙伴关系的报道认为:"在当今时代,全球卫生伙伴关系已经成为解决复杂的全球卫生问题的主导组织模式。它们比个体合作创造出更多的收益,其中包括吸引注意力、募集抗击疾病的资金、鼓励国家制定更合适的政策等方面……在将来,还鼓励国家加强项目管理和问责,促进利益攸关者更广泛的参与。这些事实证明,全球卫生伙伴关系确实卓有成效。"[3] 虽然人们不可避免地对这些伙伴关系的问责性、代表性和有效性深表忧虑,但是这些伙伴关系已经成为当代全球卫生治理体系的一大特点,并且它们正在极大地改变着该领域的合作的本质。本章的第三部分将会详细地讨论这一点。

行为体概览

正如以上关于全球卫生援助行为体扩散的讨论所表明的那样,现

---

〔1〕 Gordon Conway, "Re-imagining Philanthropy: Partnerships and Poverty in the Global Age," Speech at the Global Philanthropy Forum, Stanford University, March 4, 2004, http://www. rockfound. org/dispiay. asp? context = 1&Collection = 1&DocID = 652&Preview=0&ARCurrent=1.

〔2〕 Lorenz, "Effectiveness of Global Health Partnership," 567.

〔3〕 Bill & Melinda Gates Foundation and McKinsey & Company, "Global Health Partnerships: Assessing Country Consequences," 2005, http://www. who. int/healthsystems/gf16. pdf,1.

在在这一领域的行为体众多,它们有时合作有时竞争。本部分通过描述国家、政府间组织、发展银行、非政府组织、基金会以及私营企业等六种最主要的行为体,力图解释他们在复杂的卫生援助领域所扮演的角色的本质。

国家行为体

隶属于经济合作与发展组织的发展援助委员会(DAC)是最大的卫生救援资金提供者。发展援助委员会的成员方包括 20 多个发达国家的政府。[1] 它们利用这个论坛来追踪和分配救援资金。[2] 英国和美国是大约 24 个发达的捐赠国中捐助最多的两个国家,他们在 2005 年的捐赠总价值分别达到 100 亿美元和 270 亿美元。[3] 虽然发展援助委员会没有规定具体的卫生援助政策,但是它制订了一些指导原则。这些指导原则为国际卫生援助合作的开展作出了贡献。其中包括受援国明确计划的重要性、捐赠国和受援国之间的定期会议和捐赠国际财团的利用等。各国还与受援国的某个部门合作,从而防止管理混乱。发展援助委员会过去是、将来也会继续全力参与到《关于援助有效性的巴黎宣言》条款的发展和落实之中。事实上,它主持着援助有效性工作组(the Working Party on Aid Effectiveness)的工作。[4]

从 20 世纪 70 年代开始,双边官方发展援助大约占所有援助总额的 70%。多边援助占官方发展援助总额的 1/3。多边捐助因国而异。有些国家的多边捐助仅占总援助总额的 9%,而有些国家则多达

---

〔1〕 该发展援助委员会包括:澳大利亚、奥地利、比利时、加拿大、丹麦、欧盟、芬兰、法国、德国、希腊、爱尔兰、意大利、日本、卢森堡、荷兰、新西兰、挪威、葡萄牙、西班牙、瑞典和瑞士等。

〔2〕 OECD and World Health Organization (WHO), *Poverty and Health: DAC Guidelines and Reference Series* (Geneva:WHO,2003),25.

〔3〕 参见经合组织官方网站,"Aid Statistics-Donor Aid Chart," 2007, http://www.oecd. org/countrylist/0,3349,en_2649_34447_1783495_1_1_1_1,00. html.

〔4〕 Kent Buse and Gill Walt, "An Unruly Melange? Coordinating External Resources to the Health Sector: A Review," *Social Science Medicine* 45(1997):455-460.

64％。[1] 当代双边发展援助发展的一个新现象就是越来越多的捐助者参与其中。除了发展援助委员会的捐赠国之外,还有许多新捐赠者加入到这一发展领域。许多新捐助国,尤其是中国,完全是通过双边渠道进行捐助,因此,很难通过追踪来确定它们所提供的捐赠的水平和本质,难以对其捐赠的影响进行精确的评估。[2]

在卫生领域最重要的官方双边援助之一就是"总统防治艾滋病紧急救援计划"。在 2003 年,美国总统乔治·布什在国情咨文中宣布了这一计划,承诺在接下来的五年中,划拨 15 亿美元资金用来抗击艾滋病和向被感染者提供抗逆转录病毒药品。"总统防治艾滋病紧急救援计划"成为"最大的由单个国家发起的对抗单一疾病的国际卫生倡议"。该计划主要有以下几个目标:第一,为 200 万艾滋病感染患者提供抗逆转录病毒药品;第二,为 1000 万艾滋病患者提供医疗保健,其中包括儿童和孤儿;第三,预防 700 万新感染病例的产生。"总统防治艾滋病紧急救援计划"主要针对 15 个国家,其中包括 12 个非洲国家、2 个加勒比国家和 1 个亚洲国家。[3] 尽管是双边援助,总资金中的 10 亿美元将被捐献给具有多边性质的"全球抗艾、结核和疟疾基金"。

国际组织

世界卫生组织、联合国开发计划署、联合国儿童基金会和联合国人口基金会是国际卫生领域中最重要的联合国附属机构。[4] 世界卫生组织是联合国于 1948 年创建的一个专门机构。该组织通过制定和实施相关政策,以提高全球范围内的健康水平。为了实现上述目标,

---

[1] IDA，*Report* 38750，4；15.

[2] Carol Lancaster，"The Chinese Aid System，" Essay for Center for Global Development，June 27，2007，http://www.cgdev.org/content/publications/datail/13953/，20_25；Sridhar and Batniji，"Global Health Institutions，"10.

[3] 参见"总统防治艾滋病紧急救援计划"官方网站，"About PEPFAR，" 2006，http://www.pepfar.gov/about/.

[4] 由于联合国人口基金没有涉及传染病问题,所以在这里不对它加以讨论。

世界卫生组织发挥了十分重要的作用。正如在其组织法中所规定的那样,世界卫生组织的核心目标是让全人类获得可能的最高健康标准。事实上,世界卫生组织在其组织法中将健康当作一项基本人权来看待。世界卫生组织总部设在日内瓦,同时它还有六个地区办事处,分别分布在非洲、东南亚、美洲、地中海东部、欧洲和北大西洋。192 个成员国通过年度世界卫生大会来管理世界卫生组织。世界卫生组织的大部分决议采取简单多数原则,但如果通过国际协定和条约则需要2/3 的多数投票。

2004—2005 年,世界卫生组织的常规预算为 9.08468 亿美元,其中大约一半用于由地区办事处实施的技术援助。分配给各地区办事处的资金数额由世界卫生大会来决定。在过去 20 年里,常规预算一直保持稳定,但最近几年预算外的资金却急剧增加。事实上,从2001—2002 财政年至 2004—2005 财政年,预算外的捐助总额几乎翻一番。2004—2005 年,世界卫生组织的发达成员国向它提供了 18.98亿美元的预算外资金。[1] 在捐赠国委员会的监督下,这些预算外资金被世界卫生组织用于特别的卫生援助计划。每个援助计划由不同的委员会来做出决定。这就表明,现在世界卫生组织已经牢固地将资金捐助与投票权紧密联系起来。

联合国开发计划署成立于 1994 年,总部设在纽约,在 130 个国家设有办事处,并且在另外 36 个国家也开展活动。它的资金全部依靠各国政府、政府间组织和非政府组织的自发捐款。2004—2005 年,其预算总额高达 56 亿美元。[2] 这些资金用于民主治理、减贫、危机预防和重建、能源和环境保护等五大方面。与卫生相关的资金援助来自于减贫和防控艾滋病计划。联合国开发计划署由一个执行董事会来

---

〔1〕 参见世界卫生组织官方网站,"WHO Proposed Programme Budget 2004-2005,"2002,http://www.who.int/gb/e/e_ppb2003.html,5-7.

〔2〕 参见联合国官方网站,"UNDP Budget Estimates for the Biennium 2004-2005,"2003,http://www.undp.org/execbrd/pdf/dp03_28e.pdf.

管理,该董事会由来自 36 个国家的代表组成。由于所有的捐款均是自愿性质,并且大多数捐助都来自于发达国家,因此这些发达国家对于资金如何分配有着更大的决定权。[1]

联合国儿童基金会成立于 1946 年,总部设在纽约。由来自 36 个国家的代表所组成的执行董事会对其进行管理。董事会成员由联合国经济和社会委员会进行选拔。联合国儿童基金会提供五个方面的援助:免疫计划、艾滋病防治、女子教育、儿童保护和早期儿童教育等。根据其 2001 年的财政报告,常规预算的 24％被用于免疫计划,7％用于艾滋病防治。在 2001 年,联合国儿童基金会的预算总额高达 12.18亿美元:其中的 64％是由政府和政府间组织所提供,33％来自于非政府组织和私营公司,3％来自于其他渠道;[2]45％的预算根据董事会的决议进行分配,55％的预算由捐赠国、政府间组织和非政府组织指定用于特定的目的。需要再次说明的是,捐赠国在资金分配的决定方面发挥重要作用。[3]

发展银行

在发展援助领域,发展银行尤其是世界银行集团,是最重要的资金和战略性思维来源之一。世界银行成立于 1944 年召开的布雷顿森林会议之后,总部设在华盛顿,拥有 109 个国家分部。如今,世界银行在华盛顿和全世界拥有大约 1 万名固定和临时职员。世界银行的最高决策机构是理事会。理事会通过召开年度会议来讨论银行的主要策略和政策,并对关键的预算问题进行投票表决。成员国拥有的投票数量与它的经济规模和它对银行的财政贡献份额相关。因此,世界银

---

〔1〕 参见联合国开发计划署官方网站,"About UNDP,"2007, http://www. undp. org/about/.

〔2〕 参见联合国儿童基金会官方网站,"The 2002 UNICEF Annual Report," 2002, http://www. unicef. org/publications/pub_ar02_en. pdf.

〔3〕 参见联合国儿童基金会官方网站,"What We Do," 2007, http://www. unicef. org/whatwedo/index. html.

行采用加权投票机制，这一机制使得富裕国家在财政问题上有很大的否决权。理事通常由各国的财政或发展部长来担任。董事会由 24 个执行董事组成，就日常决议做出决定。五个最大控股国——法国、德国、日本、英国和美国，各派出一名执行董事，其余 19 名董事由其他成员国选出。董事会负责银行的日常运作，对发展中国家的贷款和拨款以及援助策略都要由它批准。[1]

世界银行组织由五部分组成：国际复兴开发银行（IBRD）、国际开发协会（IDA）、国际金融公司（IFC）、多边投资担保机构（MIGA）以及解决投资争端国际中心（ICSID）。作为与卫生援助相关的组成机构，国际复兴开发银行和国际开发协会提供低利息贷款、无息贷款和针对贫穷国家的拨款。

国际开发协会的资金来自于大约 40 个发达国家，每四年得到一次捐款。在 2002 年的那轮捐款中，国际开发协会收到 90 亿美元的捐赠，并从世界银行组织得到 66 亿美元的捐赠。2002 年，国际开发协会为 62 个低收入国家的 133 项目提供了 81 亿美元的资金。另一方面，国际复兴开发银行利用它从世界市场筹措到的资金，向收入稍高一点的发展中国家提供低利息贷款。2002 年，国际复兴开发银行共筹措 230 亿美元，向 40 个国家的 96 个项目提供了贷款，这些贷款被广泛用于从减贫计划到改善环境标准的多种开发计划。[2] 2002 年国际复兴开发银行和国际开发协会共提供 195 亿美元借贷；其中 12％被用于"卫生和其他社会服务"，3％用于"水资源、环境卫生和防洪项目"，这一项目在卫生领域产生了广泛影响。[3]

有趣的是，世界银行直到 20 世纪 70 年代才开始向卫生计划提供资金。但是自从 20 世纪 90 年代以后，"该银行对卫生领域的贡献飞

〔1〕　World Bank, *World Bank Group：Working for a World Free of Poverty* (Washington, DC：World Bank Group, 2004), 10-11.

〔2〕　World Bank, *World Bank Group*, 12-15.

〔3〕　World Bank, *World Bank Group*, 19.

速增长,以至于它现在成为'卫生营养和人口'(HNP)计划的最大外部资助者,该计划为中低收入国家提供资金"。[1] 到 2002 年,世界银行已完成 94 个"卫生营养和人口"计划,还有 154 个计划正在进行,总额高达 135 亿美元。世界银行在 1993 年发布了题为《为健康投资》的世界发展报告,这是关于世界银行参与卫生领域的一份重要文件。该报告分析了为健康而投资的经济学基本原理,不仅极大地影响了银行的借贷政策,而且还对主要的资助国和其他政府间组织的政策产生重要影响。

从 20 世纪 90 年代起,世界银行就成为抗击艾滋病计划的主要资助者。自从 1999 年起,"银行已经提供了 15 亿美元的拨款和贷款用于抗击艾滋病,大部分资金源于'多国艾滋病计划'(MAPS)"。[2] 为了补充那些更微观层次上的倡议,世界银行 2002 年建立了"全球艾滋病计划",从跨部门的角度抗击艾滋病。在此基础上,世界银行加入了"国际艾滋病疫苗倡议"(IAVA),以成员身份支持艾滋病疫苗的研制工作。此外,它还是联合国艾滋病规划署的首批赞助者之一。联合国艾滋病规划署致力于对抗击艾滋病活动的资助,并协调艾滋病应对方面的国际合作。

然而,世界银行在卫生领域的活动并不仅仅局限于艾滋病问题。它还划拨超过 5.6 亿美元用于 30 多个国家的肺结核防治项目,其中大部分用于印度和中国,因为这种疾病在这两个国家尤其严重。除了它的双边援助计划之外,世界银行还是遏制肺结核信托基金(the Stop TB Trust Fund)的财政代理机构。后者是一个遏制肺结核伙伴关系的多边金融机构。世界银行同时还参与了抗击疟疾的行动,它赞助了

---

〔1〕 参见世界银行官方网站,"Sector Strategy: Health Nutrition and Population," 2002,http://wbln0018. worldbank. org/HDNet/hddocs. nsf/c840b59b6982d2498525670c00 4def60/6fafece74ab8f0c6852568f00070542ds?OpenDocument.

〔2〕 参见世界银行官方网站,"Communicable Diseases," 2004, http://go. world-bank. org/QAM90WR0A0.

35 个国家的 40 个疟疾控制计划。它也是"遏制疟疾"（Roll Back Malaria）多边倡议的合作伙伴，并且它通过向"抗疟药品风险公司"和"抗疟疾行动多边倡议"捐赠资金来支持疫苗的研制。另一些引起世界银行关注的卫生问题还有 SARS、脊髓灰质炎、麻疹、营养不良、贫困和缺少纯净水等。[1]

在发展援助领域，地区开发银行也至关重要，尽管它们不是卫生领域的主要援助来源。成立于 1959 年的美洲开发银行集团是历史最久、规模最大且最活跃的地区发展银行。该银行由美洲开发银行、美洲投资公司和多边投资基金组成。这三者的总部都设在华盛顿。另外，美洲开发银行集团是"为拉丁美洲和加勒比地区的经济、社会和制度的发展而进行多边融资的主要资源"。[2]

美洲开发银行是针对社会部门的机构，因此在美洲开发银行集团中，它是唯一向卫生援助计划提供资金和帮助的机构。该银行主要贷款给公共机构，私营项目也会偶尔受到它的资助。该银行有 46 个成员国，其中 26 个是借贷国，20 个是捐赠国。银行由理事会来管理，它的决议程序以加权投票机制为基础。反过来讲，也就是以各国在美洲开发银行的份额为基础。26 个拉丁国家拥有 50.02％的表决权；美国拥有 30.01％的表决权；剩余的表决权将分配给其他的捐赠国。[3] 在美洲开发银行，一个有趣的事实是，协定条款中明确规定借贷国拥有的表决权不得低于全部的 50.005％。这就防止了捐赠国在银行的决策方面获得正式的否决权，因此可以培养银行中借贷国的权利意识和责任感。在过去的 40 年中，美洲开发银行总共提供了高达 1289 亿美元的贷款和担保以及总计 2910 亿美元的投资。卫生援助属于社会经

---

〔1〕　World Bank，"Communicable Diseases，"2004.

〔2〕　参见美洲开发银行官方网站，"About the IDB，"2007，http://www.iadb.org/aboutus/index.cfm? language＝English.

〔3〕　参见美洲开发银行官方网站，"Basic Facts，"2007，http://www.iadb.org/exr/basicfacts/.

济部门改革的范畴,获得了 27 亿美元的资金资助,占银行支出总额的 2.1%。[1]

　　另外两个重要的地区开发银行是非洲开发银行集团和亚洲开发银行。非洲开发银行集团成立于 1964 年,总部设在科特迪瓦的首都阿比让。该集团的历史一波三折,尽管舆论一致认为它是非洲开发议程的一个重要组成部分,但是在过去,它还是因为自己的政策而饱受批评。[2] 非洲开发银行集团由非洲开发银行、非洲开发基金和尼日利亚信托银行组成,共有 77 个成员方,其中大约 2/3 来自于非洲。与世界银行相似的是,非洲开发银行集团也采用加权投票机制,这使得捐赠国在大多数问题上拥有否决权。非洲开发银行和非洲开发基金会都为国营部门经济提供资金援助;自从非洲开发银行开始运作以来,这两个银行提供的贷款和捐助达 198 亿美元。直到非洲开发银行发表一份关于卫生政策的文件以后,这两个机构才开始向卫生领域提供捐助。从那时起,卫生便被纳入社会问题治理之中。社会问题还包括教育和减贫。非洲开发银行所提供的多于 5% 的借贷和捐款已被用于解决社会问题。

　　亚洲开发银行成立于 1966 年,总部位于菲律宾的马尼拉,在全世界有 24 个分部。它现在拥有 63 个成员国,其中 45 个来自亚太地区。跟其他地区开发银行一样,亚洲开发银行遵循加权投票机制;日本和美国是该银行的两大贡献股东。从 2003 年底开始,这两个国家都拥有银行全部表决权的 12.942%。2003 年,亚洲开发银行批准了高达 61 亿美元的贷款,实际提供了 38 亿美元。传统来讲,该银行的大部分借贷是用于农业和农村地区建设。但是最近几年,"社会基础建设部"的重要性大大增加,其中包括卫生、教育和水资源供应等。这反映出

────────────

〔1〕　参见美洲开发银行官方网站,"Basic Facts,"22.
〔2〕　Philip E. English and Harris M. Mule, "The African Development Bank Volume I,"in *The Multilateral Development Banks* (Ottwa: North-South Institute and Lynne Rienner Publishers,1995).

亚洲开发银行的减贫动力。社会基础建设方面的借贷占银行借贷总额的 7%。[1]

非政府组织

在国际卫生援助的发展中,一个最显著的特点就是非政府组织的逐渐凸显。在很大程度上,非政府组织把全球公共卫生问题置于世界领导者的议事日程之中。它们游说政府,筹集巨额资金,使志愿者和支持者在全球范围内开展活动。[2] 尽管有成百上千个财富不等的非政府组织活跃于国际卫生领域,但是这里我们只讨论其中的主要几个具有代表性的非政府组织。它们分别是红十字会、无国界医生组织、人类健康运动(PHM)、基督教儿童基金会(CCF)、阿加汗基金会(Aga Khan)和卡特中心(the Cater Center)。

创立于 1859 年的红十字会是最大、最古老和最著名的国际非政府组织。当时一位名叫亨利·杜南(Henry Dunant)的瑞士人偶然目睹了意大利索菲林诺(Solferino)战斗之后的杀伤惨景,看到遗留在战场上的数以万计的士兵正在遭受痛苦,杜南决定建立一个在战争时期照顾伤病士兵的社会组织。1863 年,红十字会运动正式启动。红十字会现在拥有 180 多个国家团体,真正扩大到世界范围。红十字会有9700 万个分支机构,30 万名员工,全世界每年有 2.33 亿人受益。红十字会将自己定位为一个独立、公平的人道主义组织。它参与的活动有救灾、灾难应急计划、卫生保健和强化人道主义法,尤其是关于战争

〔1〕　Nihal Kappagod, *The Asian Development Bank* (*The Multilateral Development Banks*, *Vol.* 2) (Ottwa: North-South Institute and Lynne Rienner Publishers, 1995).

〔2〕　Kent Buse, Nick Drager, Suzanne Fustukian, and Kelley Lee, "Globalization and Health Policy: Trends and Opportunities," in *Health Policy in a Globalizing world*, editde by Kelley Lee, Kent Buse, Suzanne Fustukian (Cambridge: Cambridge University Press, 2002), 268-269; WHO, *Official Website*, "WHO's Interaction with Civil Society and Non-governmental Organizations," 2002, http://www. who. int/civilsociety/documents/en/revreportE. pdf.

和《日内瓦公约》的法律。[1]

在国际层面上，红十字会有三个主要机构：国际红十字会和红新月会运动、红十字国际委员会、红十字与红新月会国际联合会。国际红十字会和红新月会发行介绍组织活动的季刊，并定期召开会议。红十字国际委员会 1863 年在瑞士成立，总部设在日内瓦。它参与筹资活动，主要关注国际人道主义法律方面的促进和加强。

1919 年成立的红十字会与红新月会国际联合会是红十字会的最新成员，总部位于巴黎。第一次世界大战以后，人们认为应该、也十分有必要建立一个机构，以增进自治的国家社团之间的合作。今天，在日内瓦设有红十字与红新月会国际联合会的秘书处，这也是这些国家团体中的主要机构。而且，红十字运动中的一部分组织认为，红十字会应该扩展自己的工作，向需要帮助的人提供援助，而不是继续仅仅关注对战争中的士兵和受害者的援助。[2]红十字会的资金来源于国家社团和红十字国际委员会。红十字国际委员会接受来自政府、企业和私人的捐赠。国家社团也动员公众以提供资金和从事志愿活动的形式提供支持。显而易见，红十字会各个机构的发展归因于世界范围内渐增的人道主义关怀。

另外一个活跃在卫生领域的国际公认的非政府组织是无国界医生组织。它于 1971 年由一些法国医生创立。现在该组织在比利时设有一个国际办事处，在 18 个国家设有分部，在 80 多个国家有代表团，还有 2500 多名自愿注册人员。无国界医生组织的国家办事处设在发达国家。它们负责筹措资金、招募志愿者、组织危机情况下的田野调查以及代表发展中国家游说政府。在这一领域，无国界医生组织支持

---

〔1〕 International Committee of the Red Cross, *Official Website*, "About the ICRC," http://www.icrc.org/web/eng/siteeng0.nsf/iwpList2/About_the_ICRC?OpenDocument；John F. Hutchinson, "Custodians of the Sacred Fire: The ICRC and the Postwar Reorganisation of the International Red Cross," in *International Health Organizations and Movement 1918-1939*, edited by Paul Weindling (Cambridge: Cambridge University Press, 1995), 16-17.

〔2〕 Hutchinson, "Custodians of the Sacred Fire," 17-35.

医生和其他医务工作者，在突发事件中向人们提供紧急医疗救护。在那些基础医疗设施薄弱的国家，无国界医生组织还与各国卫生部一道，向各地区提供医疗培训，加强这些国家的能力建设。无国界医生组织也积极倡导对发展中国家的穷人和病人提供援助。1999 年，它发起了"获得必要药品运动"，这是近期一个最成功的援助发展中国家贫民的运动。鉴于一些疾病会对贫穷国家的人民造成重大影响，它还发起了名为"被忽略疾病药物研发倡议"（DNDi），该计划的目的是为了促进针对这些疾病的药物和疫苗的研制。1999 年，无国界医生组织被授予诺贝尔和平奖，这奠定了它在众多人道主义非政府组织中的主导地位。[1]

通过创建可以赋予穷人权力的社区伙伴关系，人类健康运动为公共卫生的改善提供了一个重要的路径。人类健康运动是一个倡议组织，在重要的卫生问题领域中开展了不计其数的活动。它是一个以市民社会为基础的倡议，由 2000 年的人类卫生组织大会演变而来。来自 75 个国家的 1500 名代表参加了人类卫生组织大会。大会肯定了世界卫生组织在 1978 年提出的《阿拉木图宣言》，该宣言提出了"2000年人人享有卫生保健"计划。目前已有 134 个国家签署了该宣言。这一大会诞生了人类健康运动。该运动是一个草根组织，它集中讨论研究以人为中心的卫生计划。[2] 人类健康运动包括一个全球秘书处、一个由各地区联络点的代表组成的指导小组以及为大会共同提供赞助的八个组织。[3] 人类健康运动拨款资助地方性的卫生服务需求项目，这些需求项目的制定以灾区穷人的需求为基础，而不是以国际机构和非政府组织认为的优先项目为基础。这一方法已经开始影响诸如世界银行这样的组织。世界银行在 2001 年发表的一个报告认为，

---

〔1〕　Medecins Sans Frontiers（International），*Official Website*，"About MSF，"2007，http://www.msf.org/msfinternational/aboutmsf.

〔2〕　参见"人类健康运动"官方网站，"About PHM，"2007，http://www.phmovement.org/en/about.

〔3〕　Davidson R. Gwatkin，Abbas Bhuiya，and Cesar G. Victora，"Making Health Systems more Equitable，"*Lancet* 364(2004)：1273-1280.

赋予穷人权力是减贫的一个重要方法。[1]

许多人道主义救援组织都是基于信仰之上的。其中一个很重要的组织就是成立于 1938 年的基督教儿童基金会(CCF)。它的总部位于美国弗吉尼亚的里士满,已经发展延伸到 31 个发展中国家。这就意味着,基督教儿童基金会的代表人员活跃于这些发展中国家。基督教儿童基金会在教育、经济发展和卫生领域表现积极。2002 年的预算总额高达 1.33 亿美元,其中大约 25% 的资金被用于健康和环境卫生工程,12% 被用于营养工程。基督教儿童基金会的资金全部来自政府和私人的自发捐赠。[2]

尽管没有特别深厚的宗教背景,但是阿加汗基金会是另外一个十分重要的基于宗教信仰的非政府组织。[3] 伊斯玛依穆斯林(Ismaili Muslim)的领导者阿加汗(Aga Khan)于 1967 年创立了这个基金会。它现在活跃于 15 个国家,每年的运作预算大约为 1.5 亿美元。阿加汗基金会的援助活动集中在亚洲和东非的发展项目方面。这些年以来,它的援助计划已经获得了许多奖项,其中包括 2005 年"全球发展网络"所颁发的"最具创新发展工程奖"。[4]

卡特中心是 1982 年成立的一个有趣的非政府组织。它由美国前总统吉米·卡特(Jimmy Carter)和美国前第一夫人罗莎琳·卡特(Rosalynn Cater)创立。其主要活动集中在和平和卫生领域,其中 77.5% 的资金被用于卫生计划。2002—2003 年,卡特中心收到来自政府、基金会、个人、企业和国际组织的价值高达 1.17 亿美元的捐赠。它一直积极参与第三世界国家的热带传染疾病的防治活动,如麦地那

---

〔1〕 Gwatkin,Bhuiya and Victora, "Making Health Systems more Equitable,"1273-1280.

〔2〕 Christian Children's Fund,*Official Website*,"What We Do,"2007,

〔3〕 伊斯兰的第四个支柱是赈济,其中规定,穆斯林通常将其收入的 2.5% 捐献给慈善组织。

〔4〕 Aga Khan Foundation, *Official Website*,"About Us," 2007,http://www. akfc. ca/en/about_us/.

龙线虫病、盘尾丝虫病、砂眼、淋巴丝虫病和血吸虫病等。卡特中心以其与政府间组织和非政府组织之间的合作而著称。[1]

基金会

自 21 世纪以来，基金会在全球医疗援助中起了很大的作用。这种活动始于 1913 年成立的洛克菲勒基金会。在其成立后的几十年中，洛克菲勒基金会国际卫生委员会主要从事十二指肠病、疟疾、黄热病以及血吸虫病等疾病的控制工作。这些项目对美国南部以及拉丁美洲一些地区的疾病项目产生了深远的影响。其中最具代表性的例子就是 1935 年纽约实验室研制出的黄热病疫苗。第二次世界大战后，该委员会继续从事针对第三世界的疾病控制活动，并且在 1977 年开始了对世界上被忽视的疾病的研究，这些疾病包括非洲锥虫病、麻风病、疟疾、血吸虫病、十二指肠病、盘尾丝虫病以及幼年腹泻等。在这项长达 10 年的行动过程中，有 26 个国家的 360 位科学家得到了培训。事实上，洛克菲勒基金会的最大贡献在于它对发展中国家医疗人员进行的培训。现在，洛克菲勒基金会旨在促进世界上贫困国家人民的卫生公正，同时也通过"全球疫苗与免疫联盟"进行热带疾病药品的研究和疫苗开发工作。[2]

目前，总部设于西雅图的比尔·盖茨夫妇基金会在国际卫生领域最具影响力。该基金会的拨款已达 300 亿美元。它致力于全球卫生、教育和图书馆三大主要领域，为各种卫生项目，如疫苗开发以及全球抗艾滋病、肺结核和疟疾基金提供了大笔捐款。虽然该基金会只是一个在 2000 年才成立的新组织，但在过去的几年内，它已经为国际卫生水平的提高捐助了 230 亿美元，成为世界卫生领域中（包括政府和国

---

〔1〕 Carter Center, *Official Website* , "About the Center," 2007, http://www.cartercenter.org/about/index.html.

〔2〕 Rockefeller Foundation, *Official Website* , "About Us," 2007, http://www.rockfound.org/about us/about_us.shtml.

际组织在内)最大的组织之一。2005 年,该基金会宣布了"全球卫生倡议的盖茨大挑战"(Gates Grand Challenges in Global Health Initiative)项目,这项计划为大批科学家提供了大约 4 亿美元的资金,鼓励他们研究影响贫困国家人民的传染病。该计划不但创立了新的研究议程,而且还在卫生治理机制中为自身确立了更深入的新职能。[1]

其他著名的基金会也参与到了国际卫生领域之中。其中设于日本的日本基金会(Nippon Foundation)主要致力于麻风病的根除,并已对该项目拨款 2 亿美元。[2] 另外,如联合国基金会,它是在泰德·特纳(Ted Turner)于 1997 年捐赠的 10 亿美元的基础上成立的,主要是在联合国各领域(包括国际卫生领域)内为各种公私伙伴关系筹集和提供资金。[3] 又如威廉·克林顿总统基金会(William J. Clinton Presidential Foundation)。该基金会由美国前总统比尔·克林顿(Bill Clinton)建立,主要用于防治艾滋病以及增加必要药品的可及性。[4] 这些基金会在公共卫生领域一直发挥着重要的作用,这种作用正在变得更具多样性、合作性和重要性。

私人企业

几十年来,卫生多边主义中私人企业的出现,尤其是医药公司的出现,是一个值得关注的现象。它们是卫生合作的重大贡献者和参与者。仅在 2002 年,制药公司就已为救灾援助计划捐助了 5.64 亿美

---

〔1〕　Bill & Melinda Gates Foundation, *Official Website*, "Global Health," 2007, http://www. gatefoundation. org/GlobalHealth/.

〔2〕　The Nippon Foundation, *Official Website*, "Supported Projects," 2006, http://www. nippon-foundation. or. jp/eng/projects/index. html.

〔3〕　United Nations Foundation, *Official Website*, "About Us," 2007, http://www. unfoundation/org/about/index. asp.

〔4〕　William J. Clinton Foundation, "HIV/AIDS Initiative," 2007, http://www. clintonfoundation. org/cf/cf-he-ai-home. htm.

元，主要用于疫苗以及治疗药物的供应。[1] 从 1998 年起，10 家主要的药品公司通过"优质医疗捐助"（Quality Medical Donations）伙伴关系，捐助了价值总计 27 亿美元的药品。[2] 其他私营企业也提供了公共卫生援助。如著名的葛兰素史克公司（GlaxoSmithKline）为"在 2020 年前根除淋巴丝虫病项目"捐赠了价值高达 10 亿美元的丙硫咪唑；诺华公司（Novartis）为在新加坡建立热带疾病研究中心捐赠了 1.22 亿美元。[3] 越来越多的制药公司开始扩大他们参与公共卫生领域的规模。正如一位专家所言："制药公司的贡献已经不仅仅是提供药品，同时还包括了一些保证有效分配以及利用的援助活动。"[4] 2003 年，由葛兰素史克公司主导的"非洲疟疾伙伴关系"捐助了 150 万美元，迈出了在非洲各社区长达三年的防治疟疾的第一步。[5] 这些例子都说明，近年来私营企业已经成为卫生慈善领域的重要参与者。尽管私营制药业在全球卫生伙伴关系中常常由于潜在的利益冲突而饱受非议，但在许多实践中，他们确实已经成为重要的贡献者。[6]

　　正如本部分所表明的那样，目前参与到卫生援助提供中的行为体五花八门。那些在过去为各方面的卫生援助而负责的发达国家政府

[1] PhRMA，"Global Partnerships：Humanitarian Programs of the Pharmaceutical Industry in Developing Nations，"2003：1，http：//world. phrma. org/global. partnership. 2003. pdf.

[2] International Federation of Pharmaceutical Manufacturers Associations（IFPMA），"Building Healthier Societies through Partnerships，"（2004）：5， http：//www. ifpma. org/set_docs/Health/Health_Initiatives_Brochure_May04. pdf.

[3] PhRMA，"Global Partnerships，"3-4.

[4] Roy Widdus，"Public-Private Partnerships for Health：Their MainTargets，Their Diversity，and Their Future Directions，"*Bulletin of the World Health Organization* 79：8 （2001）：717.

[5] IFPMA，"Building Healthier Societies through Partnerships，"13.

[6] Roy Widdus and Katherine White，"*Combating Diseases Associated with Poverty：Financing Strategies for Product Development and the Potential Role of Public-Private Partnerships*，" Workshop Report（London：Initiative on Public Private Partnerships for Health，2004）；Michael Reich，"Introduction：Public-Private Partnerships for Public Health，"in *Public-Private Partnerships for Public Health*，edited by Michael Reich（Cambridge，MA：Harvard Center for Population and Development Studies，2002），1；8-9.

现在已经成为财政援助的主要供应者。它们不再提供个人医疗和治疗设施,而是将医疗服务承包给市民社会组织或非政府组织。政府间组织,包括联合国的一些机构以及开发银行提供专业技术支持,并常常起到信息中心和召集机构的作用,将各领域的专家召集起来。作为市民社会行为体,基金会、非政府组织以及私营企业都在全球卫生治理领域发挥着重要作用。虽然这些行为体直到最近才被公认为合法的医疗援助捐献者,但是实践已经证明,它们以其独特的作用填补了治理的空白。尽管这些相互竞争的行为体所发挥作用的治理体系看起来似乎是混乱不堪,但毋庸置疑的是,一些合作倡议已经在某种程度上利用了各种行为体的优势,发展了高效的援助项目。

提供援助的方法

当前,全球卫生治理中关于物资和技术援助的提供比历史上任何一个时期都要复杂。许多参与者资助了诸多卫生援助项目。本部分主要是探讨捐助倡议所采取的形式以及这些倡议的动力所在。为此,我们把提供援助的路径分为四类:国际双边援助、从非政府组织到受援国的双边援助、国际组织之间的多边援助、参与到全球卫生伙伴关系的各种行为体之间的多边援助。

正如前一部分关于援助流向趋势所表明的那样,政府间的双边捐助一直是国际卫生援助的最主要形式。大约 2/3 或 70％的官方援助都是直接从一个国家到另一个国家,有时候双边援助所占官方援助总额比例更大。[1] 由于援助国的增多,这种趋势也正在增长。事实上,双边援助国的数量在过去的 50 年内增加了数倍,从 20 世纪 40 年代

―――――――――――

〔1〕　IDA, *Report 38750*, 4.

中期的 5 个国家增加到 2007 年的 56 个国家。[1] 根据国际开发协会（IDA）报告，"非发展援助委员会（non-DAC）以及新兴的捐助者正在变得与官方发展援助的提供者同等重要"。[2] 这份报告将"非发展援助委员会"捐助国分为四类：经济合作与发展组织（OECD）的成员国，比如韩国、墨西哥、土耳其，以及一些欧洲国家；非经济合作与发展组织的新欧盟成员国；中东以及石油输出国组织（OPEC）成员国（特别是沙特阿拉伯）；非经济合作与发展组织中不属于任何上述组织的捐助国，如巴西、中国、印度以及俄罗斯等。尽管对贫困国家不断增长的财政支持受到许多政府以及非政府代表的欢迎，但是援助来源的增加也导致难以追踪援助的流向，从而无法避免援助项目的重复。[3]

政府间双边援助的继续进行有两个重要原因。首先，通过双边援助项目，捐助国能够更好地控制援助款项的分配。由于大多数捐献国都是民主国家，所以政府必须向选民解释税收的用途，对医疗花费进行严格控制。双边援助常常被指责是出于地缘政治或战略原因而非出于人道主义，而这种指责也常常是有根据的。[4] 另外，进行双边援助时，捐助国更容易保证满足国内的优先事项。其中最典型的例子大概就是前文提到的美国"总统防治艾滋病紧急救援计划"，该计划虽在国际上遭到批评，但在国内却由于其支持禁欲项目而受到欢迎。

其次，双边援助更易获得拨款，效果也更佳。例如，美国政府 2005年划拨了大约 13 亿美元用于双边援助，大部分是用来援助布什政府选择的撒哈拉以南非洲国家。与之相反，全球基金一直努力从各捐献国募捐资金，仅在 2005 年就支出了 2920 亿美元。[5]"就结果而言，'总

---

[1]　IDA, *Report 38750*, 12.

[2]　IDA, *Report 38750*, 12.

[3]　IDA, *Report 38750*, 13.

[4]　AidWatch, *Official Website*, "Tied Aid Briefing Paper," 2002, http://www.aidwatch. org. au/index. php? current=24&display=aw00443&display_item=1; Paris Declaration, Paris Declaration on Aid Effectiveness, 2005.

[5]　Sridhar and Batniji, "Global Health Institutions," 10.

统防治艾滋病紧急救援计划'能够更快地提供紧急医疗援助"。两年内,它为 80 万成人及儿童提供了"抗逆转录酶病毒治疗",为 1900 万人提供了 HIV 测试,并且阻止了 50 多万 HIV 为阳性的孕妇把艾滋病传染给她们的孩子。[1]

在 21 世纪,非政府组织以及市民社会对发展中国家提供的援助达到了一个空前的规模。[2] 非政府组织的成员数量也多于历史上任何一个时期。他们掌握更多的资金,动员更多的志愿者,受到更多的媒体关注。活跃于发展中国家的志愿者小分队参与到各个援助项目之中,如创建医院、挖掘水井以及儿童教育等。在各种层次的援助活动的扩张中,非政府组织产生了巨大的影响。虽然大型的非政府组织,包括无国界医生组织、乐施会以及美国的国际援助合作署(CARE)也常常开展多边合作,但是他们将大量的资金和援助主要集中在双边项目上。非政府性质的发展活动层次高低不同,双边与多边努力共同存在。

非政府组织有时会选择进行双边援助,比尔·盖茨夫妇基金会或许就是一个典型的例子。该基金会自从 2000 年成立以来,捐助额度达到 130 亿美元,这些资金大多用来援助基础性的项目。"盖茨大挑战"就是一个资助倡议,其目的是通过鼓励研究医学和科学研究来解决全球卫生问题。非政府组织和个体研究者之间的这种双边合作项目对研究议程的影响超过了 21 世纪的任何事件。无论大小,非政府组织都可以独立开展工作,而非作为更广泛的联盟的一部分。由于资

---

〔1〕 Sridhar and Batniji, "Global Health Institutions," 10.

〔2〕 值得注意的是,流散的犹太人与他们原来的团体之间的私人资金转移最近也被认为是一种主要的发展援助来源。事实上,据世界银行估计,两者之间有记录的汇款总额是官方发展援助的 2—3 倍,没有记录的汇款的数量可能又增加了 50%。虽然关于汇款的范围和影响的证据刚露端倪,但是这种发展援助的领域毫无疑问会成为将来的一个研究重点。Carlo Dade, "the Privatization of Foreign Development Assistance," Focal Policy Paper (July 2006), http://www. focal. ca/pdf/focal_ privatization_jul06. pdf and Sanjeev Gupta et al., Impact of Remittances on Poverty and Financial Development in Sub-Saharan Africa. IMF Working Paper (WP 07/38), http://www. Imf. org/external/pubs/ft/wp/2007/wp0738. pdf.

金雄厚，且具有公认的合法性，较大的非政府组织有能力单独进行运作。较小的非政府组织常常做一些地方性的、针对某些疾病的项目。它们往往不愿意把有限的资金放在与政府或政府间组织构成大型的伙伴关系方面。

关于机制协作的分析常常集中于非政府组织之间的合作，对突出的政府间组织却经常轻描淡写。世界卫生组织是卫生领域中最著名的政府间组织，但是国际开发银行，特别是世界银行，还有另外的联合国机构也在促进全球卫生状况中扮演了很重要的角色。毫无疑问，世界卫生组织的财政以及物质援助项目对受援国来说至关重要。但是，像世界卫生组织这样的政府间机构对卫生援助最大的贡献在于，它们能够促进政府以及非政府行为体之间的对话与合作。各种形式的国际合作，尤其是在制定治疗和预防的指导方针方面，需要互相交流沟通，而像世界卫生组织这样的国际组织就在其中发挥了十分重要的促进作用。

本章已经多次提及，全球卫生伙伴关系是全球卫生治理的一个新特点，因为它把大量不同种类的机构联合在一起。20 世纪 90 年代早期，只有少量的全球卫生伙伴关系，目前已发展到 70 多个。[1] 根据其主要活动领域的不同，全球卫生伙伴关系可以分为不同的类型。几年前由英国国际发展部(the British Department for International Development)提出了最广为接受的分类模式。根据全球卫生伙伴关系的主要功能，英国国际发展部将其分为四种：研发(包括诊断、药物与疫苗的研发)；技术援助和支持服务(包括改善服务、折扣或捐赠药品以及医疗援助的可及性)；宣传(包括提高人们对疾病的重视、呼吁各国和国际社会应对疾病以及资源的动员等)；财政支持(包括资助具体

---

〔1〕 Nicolaus Lorenz, "Effectiveness of Global Health Partnerships: Will the Past Repeat Itself?"*Bulletin of WHO* 85: 7 (2007):567.

的疾病项目）。[1]

以下将对五项最著名且最成功的全球卫生伙伴关系加以描述。"被忽视的疾病药物倡议"在此被归入到全球卫生伙伴关系中的研发部分。"盘尾丝虫病控制计划"和"根除麦地那龙线虫病计划"是全球卫生伙伴关系提供的技术援助和支持服务的例子。有趣的是，大部分卫生伙伴关系都属于这一类。联合国艾滋病规划署（UNAIDS）是第三类的代表，发挥了宣传作用。全球基金则属于全球卫生伙伴关系的第四类。这些例子使我们深刻地了解了全球卫生伙伴关系的运作方式及其在全球卫生治理中所发挥的作用。

"被忽视的疾病药物倡议"是一项重要的倡议行动，引起了极大的关注。它最初是在 1999 年由无国界医生组织发起的一项关于被忽视的疾病的研究。"被忽视的疾病"是指那些仅在贫困国家爆发的疾病，由于没有获利的可能性，私有制药企业很少或根本不愿对这些疾病的治疗药品进行研发。一位著名的卫生援助专家作了以下解释：

> 历史上，药物和疫苗的获得是通过公共部门和私人企业之间的非正式分工来完成。这种分工成了一种定义模糊的伙伴关系。在这种关系中，各方所期待的结果从来没有得到明确的商讨。在那些经济比较发达的国家，由于结果带来种类繁多的有效药品和疫苗，所以这种模式被认为相当成功。然而，这种体系不能够应对和反映世界上最贫穷人口的具体健康需求。[2]

这是一个事实。无国界医生组织了解到，贫困国家的医疗人员曾使用过期、有毒或无效药品来对病人进行治疗。因此，该组织在 2003

---

[1]　Karin Caines, Kent Buse, Cindy Carlson, Rose marie de Loor, Nel Druce, Cheri Grace, Mark Pearson, Jennifer Sancho, and Rajeev Sadanandan, *Assessing the Impact of Global Health Partnerships*, DFID Health Resource Centre (London: DFID, 2004), 9.

[2]　Widdus, "Public-Private Partnerships for Health," 713.

年联合了六个志同道合的组织发起了"被忽视的疾病药物倡议"，总部设在日内瓦。"被忽视的疾病药物倡议"的目的是要鼓励、资助和开展针对四种疾病治疗药物的研究。这四种疾病分别是疟疾、利什曼病、锥虫病以及恰加斯氏病。该倡议的目标是在12年内投入大约2.5亿美元的资金来研发出至少六种药品，并且建立八项研发项目。在2004年该倡议发起一周年之际，"被忽视的疾病药物倡议"宣布他们已经对两种治疗疟疾的方法进行了临床试验，并且已经建立了研究其他三种疾病的七个研究项目。"被忽视的疾病药物倡议"成立后五年内的主要资金来源是无国界医生组织，后来则是由富裕国、基金会和个人来筹集。该活动的主要成员有无国界医生组织、巴西的奥斯瓦尔多·克鲁斯基金会(the Brazilian Oswaldo Cruz Foundation)、印度医学研究理事会(the Indian Council for Medical Research)、法国巴斯德研究所、马来西亚政府以及肯尼亚医疗研究中心(the Kenya Medical Research Center)。联合国儿童基金会、联合国开发计划署、世界银行、世界卫生组织的热带疾病研究和培训特殊计划(TDR)也与无国界医生组织建立了密切的联系。通过直接的资金资助或提供科学技术和专业知识，这些合作伙伴为该倡议的开展作出了贡献。[1]

　　针对热带疾病的更突出的倡议是"盘尾丝虫病控制计划"(OCP)。该计划成立于1974年，至今已经进行了30多年。盘尾丝虫病又称为"河盲症"，是一种非洲疾病，90%的病例在非洲，另外的10%分布在拉丁美洲和也门。这种疾病由一种肠寄生虫引起，通过随流水移动的黑蝇传播。发起该计划的主要推动力在于1974年发现了一种通过气溶喷洒而有效消灭携菌黑蝇的方法。这种技术旨在减少新的感染者。到了20世纪80年代中期，这项计划将其范围扩展到为感染者提供治疗。默克(Merck)公司使得这项计划的实施成为可能。该公司在数年

---

〔1〕　Drugs for Neglected Diseases Initiative(DNDi)，*Official Website*，"About DN-Di，"2003，http://www.dndi.org/cms/public_html/insidearticleListing asp? CategoryId＝87& ArticleId＝288& Te mplateId＝1.

前开发出了一种被称做凡曼霉素(伊佛霉素)的有效药物,并且决定将这种药品捐赠给所有需要的人。[1]

　　这项计划的合作成员数量庞大,其中包括世界银行、世界卫生组织、联合国开发计划署、联合国粮农组织、一些研究组织、捐赠国、30 个非政府组织以及各合作部门等。不同的参与机构分别担任不同的角色。世界银行是"盘尾丝虫病控制计划"的财政资助机构,负责资金的募集和管理。世界卫生组织是执行组织,负责计划和执行整体规划。联合国儿童基金会、联合国开发计划署、世界银行和世界卫生组织的热带疾病研究和培训特殊计划负责推动科研发展及推广。联合国开发计划署则提供了少量的资金。工业化国家也负责提供资金。非政府组织则主要参与治疗的管理和地方性的培训。该计划在 2002 年结束,共历时 28 年,投入资金 5.5 亿美元,覆盖了非洲 11 个国家的大约 3000 万人口。自 2002 年起,"盘尾丝虫病控制计划"已将剩下的疾病监控和药物分配的工作移交给该计划所覆盖的非洲 11 个国家的政府。据估计,这项计划治愈了 150 万人,成功防止了 30 万人失明,并为 2500 万公顷的可耕地的居住和农业开发创造了条件。自此,"盘尾丝虫病控制计划"成为"卫生公私伙伴关系的先驱和成功的楷模"。[2]

　　长久以来,麦地那龙线虫病给人类带来了痛苦。该种疾病由寄生在死水里的水蚤引起。如果饮用了这种水源,那么就会摄入带菌幼虫。这种幼虫在宿主的体内孵化大约一年后长成长达 1 米的成虫,常常贯穿于脚部。因为麦地那龙线虫病治疗方法容易,成本较低,而且它没有其他动物宿主,因此是可以根除的。1980 年,美国疾病预防控制中心成立了"麦地那龙线虫防治计划"。从 1986 年起,该计划由卡

〔1〕 Merck & Co, *Official Website*, "The Merck MECTIZAN Donation Program," 2007, http://www.merck.com/cr/enabling-access/developing_world/mectizan/; Yves Beigbeder, *International Public Health: Patients Rights vs. the Protection of Patents* (Aldershot: Ashgate Inc, 2004), 87-94.

〔2〕 Beigbeder, *International Public Health*, 87.

特中心主导。

当前，这项根除计划中涉及了100多个合作者，其中包括政府、基金会、企业、个人、联合国机构、受灾国家的卫生部以及非政府组织。发挥先锋作用的有四个主要的合作伙伴，分别是卡特中心、美国疾病预防控制中心、联合国儿童基金会和世界卫生组织。其中，卡特中心与该计划的其他成员合作，为受灾国筹集资金，并为其提供技术协助和药品供应。美国疾病预防控制中心拥有一支治疗麦地那龙线虫病的工作队伍，主要负责该病的监控工作和科学研究。联合国儿童基金会直接参与该计划的预防行动，开展滤水、挖井，使用杀幼虫剂等行动。世界卫生组织通过它的合作医疗中心、麦地那龙线虫病计划以及在疫区的分支机构，协助进行病例检测和传播信息，并对当地人员和卫生官员进行感染预防方面的培训。而对当地人群的教育和治疗保健工作则由基层的非政府组织来承担，如红十字会、无国界医生组织和美国的国际援助合作署等。

该项根除计划所需的大部分资金都由发达国家与基金会提供。特别需要提到的是，比尔·盖茨夫妇基金会在2000年提供了285亿美元的捐款。根据捐款的条款，在那些每年病例超过100例的国家中，卡特中心是主导机构；而在那些每年发生病例数不到100例的国家中，世界卫生组织则是主导机构。同时，世界卫生组织也是技术认证与预认证的负责机构。联合国儿童基金会仍然负责提供洁净而卫生的饮用水。[1] 在这项计划中，25家公司负责提供各种医疗支持，包括药品、预防工具（如为了过滤污染水源中的水蚤而使用的尼龙滤布）以及杀死麦地那龙线虫幼虫的药剂。制药公司援助力度的增加表明，他们越来越重视其在卫生治理中的作用和声誉。

该项根除计划获得了巨大的成功。自实行以来，麦地那龙线虫病

---

〔1〕 Donald R. Hopkins, Ernesto Ruiz-Tiben, Nwando Diallo, P. Craig Withers Jr. and James H. Maguire, "Dracunculiasis Eradication: And Now, Sudan," *American Journal of Tropical Medicine and Hygiene* 67: 4 (2002): 421.

的发生率减少了99％。在20世纪80年代中期，每年有3500万病例，但到21世纪初，这个数字已经下降到约5万例。2005年，只有不到11000例，而且在地域方面只局限于9个非洲国家，大部分集中在苏丹、加纳和尼日利亚。[1]在苏丹，根除计划所面临的最大障碍来自内乱。因为内乱，医疗人员和科学家无法对患者进行治疗。尽管如此，专家们依然认为，由于根除计划的有效扩展，苏丹的麦地那龙线虫病也将在五年内得到根除。[2]

联合国艾滋病规划署（UNAIDS）创立于1996年，由联合国儿童基金会、联合国开发计划署、联合国人口活动基金会、联合国教科文组织、世界卫生组织和世界银行等六个机构共同资助。1999年，联合国毒品控制和犯罪预防办公室（UNODC）也加入了该组织。国际劳工组织、世界粮食计划署（WFP）和联合国难民事务高级专员公署（UNHCR）分别于2001年、2003年和2004年加入了联合国艾滋病规划署。这10个联合国机构组成"共同资助组织委员会"，每年召开一次会议，就联合国艾滋病规划署的发展政策和战略等重要问题进行讨论。这项活动的最终目标是建立广泛的、全球性的艾滋病应对体系，主要致力于"阻止艾滋病传播，提供医疗和帮助，降低个人和团体对艾滋病的脆弱性，降低艾滋病疫情的影响"。[3]总的来说，联合国艾滋病规划署的主要功能是促进协作和信息共享。它在田野活动中所发挥的作用有限。

为了实现上述目标，联合国艾滋病规划署在主要的联合国机构中发挥了领导和协调作用，成为一种信息交流中枢。其成员和秘书处收集并传递关于艾滋病性质和规模的信息，从而帮助动员各种支持来防治艾滋病。它同时也促使民间团体和受灾地区民众参与救助计划。

---

[1] Chris Greenaway, "Dracunculiasis (Guinea worm disease)," *Canadian Medical Association Journal* 170：4（2004）：495；*Weekly Epidemiological Record*. "Dracunculiasis Eradication Programme：Status During January-July 2004,"79：38(2004)：342-343.

[2] Greenaway, "Dracunculiasis," 499-500.

[3] UNAIDS, *Official Website*, "Goals," 2006，http：//www. unaids. org/en/Goals/default. asp.

联合国艾滋病规划署由一个规划协调董事会（Programme Coordinating Board）来管理。该董事会由不同地区的 22 个政府组织、联合国艾滋病规划署的共同赞助者以及五个非政府组织的代表组成。规划协调董事会每年在日内瓦召开年度会议，并且根据成员的需要，每隔一年在其他地方举行主题会议。这项活动由政府、企业、私人团体和个人的自愿捐款来资助。2003 年，该活动一共收到来自全世界的 30 个政府、慈善组织和个人的捐款，数额高达 1.185 亿美元。[1]

　　"全球抗击艾滋病、结核和疟疾基金"（the Global Fund to Fight AIDS, Tuberculosis and Malaria）大概是所有新卫生倡议中最重要的一个。这三种疾病（艾滋病、结核和疟疾）每年造成 600 万人死亡。鉴于贫穷、发展以及卫生之间的密切相关性，国际社会于 2002 年成立了"全球抗击艾滋病、结核和疟疾基金"。该基金认为，上述三种疾病是当代人类面临的灾难，国际社会缺乏适当的资金来与这些疾病作斗争。因此，建立"全球抗击艾滋病、结核和疟疾基金"的目的是为了让其成为一个独特而强大的融资机制，从而对那些致力于上述三种疾病防治的项目进行资助。该基金并不参与防治项目的提出、执行和控制等工作，只是向国家或地区项目提供资金。2004 年，该基金向发达国家的政府、基金会、公司以及个人筹集的资金高达 20 亿美元，实际拨款 5 亿美元。尽管这表明了卫生援助资助的大量增加，但据估计，至少还需要 20 亿美元来填补基金空缺。[2]

　　位于日内瓦的"全球抗击艾滋病、结核和疟疾基金"秘书处根据国家协调机制（Country Coordinating Mechanisms）来批准各项卫生项目的款项，监督工作则是通过一个独立的"技术审查小组"来完成。迄

---

　　[1]　UNAIDS, *Official Website*, "About UNAIDS," 2006, http://www.unaids.org/en/.

　　[2]　Lee, Walt, and Haines, "The Challenge to Improve Global Health," 2637; David H. Banta, "WHO Meeting Targets Global Concerns," *Journal of the American Medical Association* 290: 2 (2003): 183; Clare Kapp, "Global Fund Faces Uncertain Future as Cash Runs Low," *Lancet* 360: 9341 (2002): 1225.

今为止,大约 40％的申请项目得到了拨款。一旦某个项目获得拨款,该资金将由其主要接收者,即卫生项目的当地负责人根据全球基金的规定条例进行分配使用。有 51％的申请来自于贫困国家的政府部门,24％来自于非政府组织,其他则是学术机构、基于宗教信仰的组织机构以及私人企业。自从该基金开始运行以来,56％的资金用于艾滋病的防治;31％用于结核病的治疗;剩下的 13％则用于疟疾的治疗。从地理分布上来讲,非洲南部国家获得的拨款比例最大,占 61％,东亚、东南亚以及大洋洲地区共占 18％,拉丁美洲占 9％,东欧和中亚占 7％,南亚、中东和北非占 5％。[1]

"全球抗击艾滋病、结核和疟疾基金"的合作成员来自各种不同的组织,包括发达与不发达国家的政府、不同的民间团体、私人代表以及疫区的各种组织。该基金由一个 23 人组成的国际顾问组负责。顾问组成员分别来自捐助国以及受捐助国的政府、非政府组织、企业、基金和疫区的各种团体。联合国机构(尤其是世界卫生组织和联合国艾滋病规划署)以及作为财政机构的世界银行都是该基金的重要合作成员。因为"全球抗击艾滋病、结核和疟疾基金"并不具体实施某个卫生项目,所以它的各合作成员的职能也与它非常相似,都代表该基金进行筹资,协助制定宏观政策和资金分配条例。

正如上述五个关于全球卫生伙伴关系的例子所表明的那样,这些倡议对提高贫困国家的卫生状况产生潜在的积极影响。正如一则报道所描述的那样,"尽管有人对此表示忧虑,但总体而言,全球卫生伙伴关系不但有助于实现自身目标,也受到了各国的欢迎"。[2] 尽管全球卫生伙伴关系不能被视为世界上各种疾病的"万灵药",[3]但它在现代政府体系中确实扮演着重要的角色。有趣的是,该组织并不是其

---

〔1〕 Global Fund to Fight AIDS, Tuberculosis, and Malaria, *Official Website*, "How the Global Fund Works," 2007, http://www.theglobalfund.org/en/about/how/.

〔2〕 Caines et al., *Assessing the Impact of Global Health Partnerships*, 4.

〔3〕 Widdus, "Public-Private Partnerships for Health,"718.

合作成员刻意组成的,而是为治理卫生危机自发形成。正如有人所评论的那样,全球卫生伙伴关系"应被视为一种能更好应对棘手的卫生问题的社会试验。它们的成立不需要任何固有模式,而且也不太可能出现放之四海而皆准的模式"。[1]

尽管在全球卫生伙伴关系的创建中没有固定的模式和明确的组织规则,但还是可以看出,关于这些组织的本质及其行使的职能存在不同的模式。总而言之,全球卫生伙伴关系由国家、基金和个人来资助。国际组织常常促进相关人员的合作或信息交流。发展银行常提供资金、会计咨询或建议以及经济指导方针。私有企业则提供资金、物质(特别是制药公司提供折扣的或免费的药品)以及人员援助。非政府组织提供人力,其中既包括专业医疗人员,也包括非专业的志愿者。全球卫生伙伴关系内部的分工相当明确,这一事实表明了促进这些伙伴关系成功和发挥各行为体的比较优势的一个关键特点。有效的卫生合作不仅仅是各个部分的简单相加,因为它能够利用各方的技术、资源并将之融合,以共同应对特定的卫生问题。

虽然全球卫生伙伴关系的各种卫生项目获得了很大成功,成为全球治理的有效补充,但是,关于这些组织的很多重要问题依然存在,其中包括问责性、代表性、合法性以及缺乏协调等问题。如上所述,全球卫生伙伴关系试图通过联合来应对某个具体问题,这就需要一个具体的焦点。然而,各种卫生问题之间却存在着内在的联系。因此,全球卫生伙伴关系的一个负面因素就是,各种自治机制相互独立运作,缺乏一个协调系统从总体上来提高卫生水平。另一个重要问题则是,由于全球卫生伙伴关系的构成不同,它们并不直接对任何机构、组织或机制负责,缺乏有效的问责机制,以致这些伙伴关系造成资源浪费、制

---

　　[1]　Widdus, "Public-Private Partnerships for Health," 718.

定不当的项目,对卫生体系造成消极的影响。[1]

结　语

作为全球卫生治理的一种重要战略,卫生援助在近年来得到了长足的发展,成为一种更为深入和复杂的治理领域。人们越来越认识到,全球互相依赖需要为卫生项目提供更多的资助,卫生领域需要更多的参与者,卫生问题需要更多的关注。关于多边主义的研究认为,多边组织和机制的地位日益突出。尽管这种看法目前在一定程度上已成为现实,但本章旨在强调,双边卫生援助日益重要,因为它占了援助总额的70%。各国出于政治和经济原因,力图在援助分配方面获得控制权,因为卫生援助将会扩大一国的政治影响,并且为国家的出口商获得经济收益。国家有时也会出于人道主义的考量而进行援助,但这种动机的背后常常附加其自身利益的考虑。双边援助固然重要,但是必须要意识到,有时候很难分辨出双边援助和多边援助的区别。这也就是为什么在当今不同的国际援助中有着如此复杂的协作安排的关键原因。

尽管双边援助的突出地位会继续存在,但是多边卫生援助也变得十分重要。新发传染病的出现使得很多医疗专家相信,从医学上来讲,国际社会必须开展全球合作,共同应对疾病的爆发。而关于疾病治疗的医学知识方面的进步,也使得人道主义和发展专家相信,发达国家与不发达国家之间的卫生合作从道义上来讲也具有必要性。特别是资金充足的基金会、私营制药公司和具有影响力的非政府组织等各种行为体在卫生领域的积极参与,都促进了公私伙伴关系在物资分

---

[1] Sonja Bartsch, "Accountability of Global Public - Private Partnerships for Health," Paper prepared for the sixth Pan-European Conference on International Relations (Turin) September 2007, http://www.sgir.org/archive/turin/uploads/Bartschsonja.pdf.

配和资金援助方面的投入。通过频繁的互动和各种形式的合作，全球卫生伙伴关系的参与者强化了彼此对国际卫生合作的承诺。在可预见的将来，这种趋势有可能得以持续进行。

第五章 疾病治疗：国际专利法和 必要药品的获得

　　必要药品的获得一直都是卫生专业人员、发展专家和各国政府关注之事。自从 1995 年世界贸易组织正式成立以来，该问题也引起了贸易专家的重点关注。1997 年，世界卫生组织首次公布了必要药品模式清单（Model List of Essential Medicines），必要药品的概念也相继流行起来。根据 WHO 的规定，"必要药品是指那些满足民众的优先卫生保健需求的药品"。[1] 如今，必要药品一词涵盖了满足基本卫生需求的诸多药品，同时它与那些导致数百万人丧生的传染病防治所需要的药品也密切相关，尤其是像艾滋病、疟疾、肺结核这类疾病。

　　无法获得必要的药品是全球卫生治理所面临的重要问题。如果药品的可及性问题得到改善，那么估计每年将会有 1000 万人口免于

---

　　〔1〕 首个必要药品清单只规定了 200 多种必要药品。自 1977 年起，该清单由世界卫生组织召集的全球公共卫生专家组每两年更新一次。当前的清单是第 14 版，规定了 312 种必要药品，其中的 12 种药品是治疗艾滋病的抗逆转录病毒治疗药品。大多数抗逆转录病毒治疗药品都受到专利保护。该清单可以分成两类：核心药品和补充药品。核心药品被认为是有效的卫生保健体系所必需的最基本的药品；补充药品包括那些被用来优先治疗具体疾病的药品。虽然该清单并不具有法律效力，但是世界卫生组织建议，应该提供足量的这类药品，而且药品价格也应该在任何时候都为各国所接受。迄今为止，已有 150 多个国家以各种宣言的形式通过了该清单。这被很多人认为是国际公共卫生领域内的一个重要变革。但制药企业却坚决反对，它们认为，必要药品清单是限制性的，以一个有限的具体药品清单为中心将会阻碍新药品的研发。

死亡。[1] 在亚洲以及非洲南部和中部的贫困地区，1/3人口无法得到必要的药品；在撒哈拉以南非洲地区，高达一半的人口得不到必要的药品，这主要是由药品价格过高引起的。同时由于政府的腐败，[2]卫生基础设施落后，向农村地区人民提供药品的能力不足等问题，也同样影响了药品的获得。[3] 由于发展中国家用于获得药品方面的支出在卫生支出中占相当大的比重，所以药品价格成为它们关注的重点："发展中国家药品支出占公共卫生预算的10％—40％，占医疗保健总预算的20％—50％，而在经合组织国家，药品支出平均仅占公共卫生预算的12％。"[4]近年来，由于为艾滋病患者进行抗逆转录病毒疗法（ART）治疗已经成为最迫切的需要，药品的高价格问题更是凸显。例如，2000年，在非洲科特迪瓦，使用抗逆转录病毒药物双脱氧腺苷（didanosine）的成本是每人每天3.48美元，但是国有的医疗服务每天仅能为每人提供0.03美元。[5]

　　药品获得问题的另一个显著特点就是，制药企业很少开发用以治疗诸如疟疾、锥虫病和霍乱等这些穷人常遭受的疾病的新药品，因为新药品的开发企业都是以盈利为目的私营公司。这些公司把研究经

---

[1] Jillian Clare Cohen, Monique F. Mrazek, and Loraine Hawkins, "Corruption and Pharmaceuticals: Strengthening Good Governance to Improve Access," in *The Many Faces of Corruption: Tacking Vulnerabilities at the Sector Level*, edited by Edgardo Campos and Sanjay Pradhan (Washington, DC:World Bank, 2007), 29.

[2] 在一篇题为"腐败和制药"的文章中，Cohen, Mrazek and Hawkins 从六个方面详细地描述了制药部门中已知的腐败特点和范围。其中包括生产、注册、市场授权、选择、获得授权、配送以及药品处方和发放等方面。他们认为，这种腐败问题之所以如此严重，原因在于相当容易发现制药系统内的腐败后果，更有甚者，不安全的假药将会导致包括死亡在内的严重健康后果。

[3] Ellen t'Hoen, "TRIPS, Pharmaceutical Patents, and Access to Essential Medicines:A Long Way from Seattle to Doha,"*Chicago Journal of International Law* Spring 3: 1 (2002): 28.

[4] Ramesh Govindaraj, Michael Riech, and Jillian C. Cohen, "HNP Discussion Paper: World Bank Pharmaceuticals," 2000: 8, http://wwwl. worldbank. org/hnp/Pubs_Discussion/Govindaraj-WBPharmacuetical-whole. pdf.

[5] Graham Dukes, "Interim Report of Task Force 5 Working Group on Access to Essential Medicines," *Millennium Project*, February 2004: 33, http://www. unmillenniumproject. org/documents/tf5ateminterim. pdf.

费主要用来研制那些用于治疗相对富裕的群体常遇到的疾病,诸如肥胖症、癌症和由吸烟而引起的疾病等。在这些企业看来,药品在贫穷地区没有市场,因为长期来看,那里的居民支付不起由高昂的研发费用所决定的药品价格。[1] 事实上,虽然发展中国家人口约占全球总人口的80%,但其医药销售量仅占全球20%。在决定怎样分配研发预算时,那些以盈利为目的而且必须对股东负责的制药企业不得不考虑这个现实问题。[2] 结果,非普通制药企业几乎不生产那些用于治疗在发展中国家盛行的疾病的药品。以下数据显著地反映了这个问题:1975年至1997年期间所研制出来的1223种新药物中,只有13种(1%)可以用来治疗热带疾病。[3] 更多最新数据显示,卫生需求和药物研发重点之间存在着严重脱节。2000年至2004年,共研发163种新药物,只有四种用于治疗被忽视的疾病。[4] 尽管近年来用于药品研发的总经费明显增多,已从1990年的300亿美元增长到2001年的1060亿美元,但是这种差距始终存在。[5] 因为全球仅有约10%的药品研发致力于解决引起90%的全球疾病负担的医疗问题,这种针对穷人疾病药品研发的缺位问题通常被称做"10/90差距"。卫生研发委员

---

[1] Michael Westerhaus and Arachu Castro, "How Do Intellectual Property Law and International Trade Agreements Affect Access to Antirerroviral Therapy," *PLoS Medicine* 3:8 (2006):1232; Adam Mannan and Alan Story, "Abolishing the Product Patent: A Step Forward in Global Access to Drugs," in *The Power of Pills: Social, Ethical, and Legal Issues in Drug Development, Marketing & Pricing*, edited by Jillian Clare, Patricia Illingworth, and Udo Schuklenk (Ann Arbor, MI: Pluto Press, 2006), 179-180.

[2] Govindaraj, Reich, and Cohen, "HNP Discussion Paper," 12-13; Nathan Ford, "The Enduring Crisis in Neglected Diseases,"in *The Power of Pills: Social, Ethical, and Legal Issues in Drug Development, Marketing & Pricing*, edited by Jillian Clare, Patricia Illingworth, and Udo Schuklenk (Ann Arbor, MI: Pluto Press, 2006), 110.

[3] Kent Ranson, Robert Beaglehole, Carlos Correa, Zafar Mirza, Kent Buse, and Nick Drager, "The Public Health Implications of Multilateral Trade Agreements," in *Health Policy in a Globalizing World*, edited by Kelley Lee, Kent Buse, and Suzanne Fustukian (Cambridge: Cambridge University Press, 2002), 29; Ellen t'Hoen, "TRIPS, Pharmaceutical Patents, and Access to Essential Medicines,"29.

[4] Pierre Chirac, "Global Framework on Essential Health R & D," Lancet 367 (2006):1560.

[5] Ford, "The Enduring Crisis in Neglected Diseases,"109.

会在 1990 年首次提出该问题。[1]

　　穷人对现有药物没有可支付能力，制药企业又没有动力去研发治疗穷人疾病的优质新药品，这两个问题都是获得必要药品的最大障碍。近年来，健康与发展组织的活动家指出，由于知识产权制度的发展，药品可及性问题变得更加严重。该制度推动对知识产权的进一步保护，所带来的一个后果便是药品价格的上升。针对缺乏研究这个问题，少数非盈利组织最近参与到药品的开发之中。一些大学和非盈利研究小组参与的新项目在治疗穷人疾病方面会取得成功，这也是切实可行的，因为"那些导致发展中地区出现高死亡率的疾病大部分都可以用现有的药品来治愈……很多其他的致命疾病用现有知识可以轻而易举地研究出医学疗法"。[2] 正如詹姆斯·奥本斯基（James Orbinski）和巴瑞·布瑞休（Barry Burciul）在最近发表的文章中所指出的那样，之所以缺乏治疗"被忽视的疾病"的药品，并不是因为知识水平低或者科学家能力所不逮，而是因为"市场失败"。因为在目前的体系下，新药物的主要开发企业在那些人们最需要的药品研发方面不存在既得利益。[3]

　　知识产权和必要药品获得问题极其复杂，近年来也引起了人们的重点关注。关于这个问题，众说纷纭。为了能够合理而简洁地阐述本章内容，同时又能充分地对相关话语进行分析，我们在选择讨论话题重点方面作了取舍，并对此作出价值判断。三个议题与本书的主旨密

---

　　〔1〕　David B. Resnik, "Access to Medications and Global Justice," in *The Power of Pills: Social, Ethical, and Legal Issues in Drug Development, Marketing & Pricing*, edited by Jillian Clare, Patricia Illingworth, and Udo Schuklenk (Ann Arbor, MI: Pluto Press, 2006), 89.

　　〔2〕　Graham Dukes, "Interim Report of Task Force 5 Working Group on Access to Essential Medicines," *Millennium Project*, February 2004, http://www.unmillenniumproject.org/documents/tf5ateminterim.pdf, 6.

　　〔3〕　James Orbinski and Barry Burciul, "Moving Beyond Charity for R & D for Neglected Diseases," in *The Power of Pills: Social, Ethical, and Legal Issues in Drug Development, Marketing & Pricing*, edited by Jillian Clare, Patricia Illingworth, and Udo Schuklenk (Ann Arbor, MI: Pluto Press, 2006), 117-119.

切相关,这也是在下文中反复出现的主题。第一,药品获得问题的症结在于有人认为药品的专利权是知识产权法必需而正当的一部分。贯穿本章的第二个重要观点是,诸如强制许可等保护公共健康的灵活性措施是知识产权机制的必要方面。[1] 本章第三个核心主题就是,将知识产权制度从贸易领域转向人权领域。

为了探讨这三个主题,本章结构安排如下:首先,按照时间顺序梳理了与制药工业相关的重要经济条约。其次,描述了近10年内对必要药品的获得问题产生重要影响的政治和法律事件。再次,对非政府组织在这一领域所发挥的作用加以分析。最后一部分包含结语性的评论,并对该问题领域内的不同治理策略进行评估。

世贸组织协定和药品的获得问题

与很多国际贸易问题一样,对于这个问题的讨论也必须从1947年《关贸总协定》(GATT)的创建开始。虽然最初创立的《关贸总协定》只是一个临时性的机制,但在近50年里,它一直都是全球多边贸易的核心机制。《关贸总协定》的一个核心条款是非歧视性,也即通常被称做的最惠国待遇原则。该原则要求给予所有成员国相同的贸易壁垒和优惠,平等对待所有外国公司。1986—1994年,经过近10年的谈判,世界贸易组织取代了《关贸总协定》,并于1995年正式成立。世界贸易组织吸纳了早期贸易机制所发展起来的很多贸易协定,同时也颁布了一些新的重要的贸易自由化协定。目前,世界贸易组织共有

---

〔1〕 应该指出,它们自身例外的存在并不充分;为了公共健康,这些例外措施一定要更清晰,更具有成效。例外措施比较复杂,由于被设置了政治、法律以及技术障碍,所以很多发展中国家无力使用这些例外措施。

151 个成员方。[1]

　　各国渴望不受限制的贸易，因此可以促进经济发展并增进经济利益，同时政府有责任保护其公民健康，如何在两者之间达到合理的平衡一直都是国际贸易协定中颇具争议的问题。为了达到平衡，《关贸总协定》采纳了一项重要的健康保护条款。其中第 20 条明确规定，各国出于保护公民健康的考虑，可以不顾非歧视原则，从而对某些产品设置更高的壁垒。例如，为了保护公民健康，成员国可以禁止从 A 国进口肉制品，尽管同类肉仍从 B 国或 C 国进口，前提是该国能够提供医学或科学依据，证明 A 国的肉制品已对本国公民健康造成威胁。然而，《关贸总协定》的该项条款也有限制性规定，即任何进口禁令必须避免不必要的国际贸易障碍。这至少在一定程度上防止了一些国家错误地利用健康特例来设置不公平的贸易壁垒。针对该问题，第 20 条第 2 款指出：

　　　　本协定的规定不得解释为阻止缔约国采用或实施以下措施，但对情况相同的国家实施的措施不得构成武断的或不合理的差别待遇，或构成对国际贸易的变相限制：为保障人民、动植物的生命或健康所必须的措施。[2]

　　乌拉圭回合谈判促成了 1995 年世界贸易组织的成立。乌拉圭回合谈判达成了四项与公共卫生有关的重要协议。它们分别是《卫生与动植物检疫措施适用协定》(SPS)、《贸易服务总协定》(GATS)、《贸易技术壁垒协定》(TBT) 和《与贸易有关的知识产权协定》(TRIPS)。这四项协定均于 1995 年 1 月 1 日正式生效。

---

　　[1]　这是截至 2007 年 9 月的精确数字，最大的非世界贸易组织成员方俄国正在就加入问题进行谈判。实际上，所有的其他富有国家都是世界贸易组织的成员方。
　　[2]　David P. Fidler, *International Law and Infectious Diseases* (Oxford: Clarendon Press, 1999), 123-132.

根据《关贸总协定》中第 20 条的先例，这四项与卫生有关的世界贸易组织协定中的条款也允许各方施加超乎所规定的标准之外的措施，以满足保护公共卫生的需求。正如大卫·费德勒所言：

> 与传染病有关的国际贸易法实施的主要动力表现在两个方面。其一，国际贸易法认可国家的主权权利，用以采取措施保护公共卫生免受国际贸易中流动商品所构成的威胁。其二，国际贸易法也对这一主权权利作出限定，以防止各国滥用保护公共卫生之权力的能力。[1]

在任何情况下，各个协定都存在保护公共卫生的灵活性条款或"保障"。世界贸易组织成员方之间也都会因为合理合法的贸易壁垒问题产生分歧。然而，在此只对《与贸易有关的知识产权协定》进行详细的讨论。原因有二：第一，虽然其他三个协定也都与更广泛的健康领域有关，但它们都不会影响饱受争议的药品获得问题，而该问题毫无疑问是本章的焦点。第二，虽然其他三个协定也具有争议性，然而与之不同的是，《与贸易有关的知识产权协定》框架下的冲突反映了国际冲突的一个更大的轴线，即工业化国家与发展中国家之间的经济竞争和福利冲突。

《与贸易有关的知识产权协定》在 1986—1994 年间得以达成。20 世纪 70 年代末至 80 年代末，全球贸易机制发生了一些重要变化。在 70 年代末，以知识产权为基础的行业和产业正面临着产权被侵犯的严重威胁，因为"科学技术的进步导致对以知识产权为基础的产品和过程的私占变得简单、廉价而且有利可图"。[2]一直以来，知识产权工业

---

〔1〕　Fidler, *International Law and Infectious Diseases*, 114-115.

〔2〕　Susan Sell and Aseem Prakash, "Using Ideals Strategically: The Contest between Business and NGO Networks in Intellectual Property Rights," *International Studies Quarterly* 48(2004): 154.

游说集团明显是以美国为核心。[1] 起初，游说集团出于贸易自由化的目的与美国政府交涉，并且获得了重大成功，分别在 1979 年、1984年和 1988 年在国内通过了相关法律，巩固了知识产权持有人的利益。正如下文中所提到的那样，最显著的成功也许就是说服了美国政府把特殊 301 条款纳入 1988 年的贸易法之中，使得美国贸易代表（USTR）能够单方地反对那些没有维护美国所持有的知识产权的国家。[2] 因此，在 20 世纪 80 年代，美国经济政策中呈现出支持知识产权产业不断发展的大趋势。该趋势在很多方面都与《与贸易有关的知识产权协定》谈判相关。首先，知识产权工业游说集团引导谈判从世界知识产权组织（WIPO）转向世界贸易组织，因为知识产权工业游说集团一致认为，世界知识产权组织力量薄弱，遵约问题难以得到落实，而且它太关心南北政治问题，过于同情发展中国家对知识产权保护的反对。[3]其次，知识产权工业游说集团试图接近欧盟和日本，以获得他们对其针对《与贸易有关的知识产权协定》框架和准则所提建议的支持。[4]它们成功地获得了支持。因此，在谈判期间，美国、欧盟和日本组成了一个强大的阵营。该三边阵营得到了许多受雇于制药企业的知识产

---

　　〔1〕　大多数持有专利权的制药公司都在美国、英国、德国、日本以及瑞士等发达国家。Frederick M. Abbott, "The WTO Medicines Decision: World Pharmaceutical Trade and the Protection of Public Health," *American Journal of International Law* 99（2005）：324.

　　〔2〕　Sell and Prakash, "Using Ideas Strategically," 156.

　　〔3〕　Sell and Prakash, "Using Ideas Strategically,"156; Susan Sell, "Books, Drugs and Seeds: The Politics of Access,"Paper presented at the annual meeting of the International Studies Association, San Diego, March 22,2006, http://www. allacademic. com/meta/p98118_index. html, 23.

　　〔4〕　Sell and Prakash, "Using Ideas Strategically,"157.

权专家的进一步支持。[1]

在《与贸易有关的知识产权协定》谈判初期,发展中国家代表不愿支持对知识产权的进一步保护,因为"在《与贸易有关的知识产权协定》之前,很多发展中国家政府采取明确的政策偏好,不重视有关药物的知识产权保护,目的是促进通用药物生产的自给自足。比如在印度,这已经发展成为一个具有竞争性的地方产业"。[2] 然而,发展中国家并没有协调和组织起来反对美国、欧盟和日本的立场,因为在谈判桌上,这些国家的代表都是贸易专家,而不是知识产权法专家。"因为缺乏必要的法律知识,结果出现了谈判疲劳,发展中国家缺乏必要的知识就《与贸易有关的知识产权协定》的内容进行有效的谈判。"[3] 结果,发展中国家为获得一项更松散的政治制度,放弃了政策偏好,使得发达国家可以在一些其他贸易领域作出让步,比如纺织业和农业。[4] 因此,在 1995 年 1 月 1 日,《与贸易有关的知识产权协定》与其他世界贸易组织协定一同生效,其策划者也如愿以偿。[5]

《与贸易有关的知识产权协定》的关键要素是对专利、版权、商标和工业设计的进一步保护。《与贸易有关的知识产权协定》将专利权延长的最短期限为 20 年。它要求所有国家都对包括医药产品在内的

---

〔1〕 1995 年的 TRIPS 协定适用于所有知识产权,它与制药产品格外密切相关。以下事实表明了这一点:在关于 TRIPS 协定的谈判期间,制药公司组成的联盟为美国的贸易谈判者提供了技术和法律专业知识以及宣传技巧,这些成为谈判者战略的基础。Duncan Matthews, "Is History Repeating Itself? The Outcome of Negotiations on Access to Medicines, the HIV/AIDS Pandemic and Intellectual Property Rights in the World Trade Organization," *Law, Social Justice & Global Development Journal* (2004): 1, http://elj. warwick. ac. uk/global/04-1/matthews. html; Michael P. Ryan, *Knowledge Diplomacy: Global Competition and the Politics of Intellectual Property* (Washington, DC: Brookings Institution, 1998), Chaps. 1 and 4.

〔2〕 Jillian C. Cohen and Patricia Illingworth, "The Dilemma of Intellectual Property Rights for Pharmaceuticals," *Developing World Bioethics* 3(2003): 33.

〔3〕 Duncan Matthews, *Globalizing Intellectual Property Rights: The TRIPS Agreement* (London: Routledge, 2002), 44; Duncan Matthews, "Is History Repeating Itself?" 2.

〔4〕 Matthews, "Is History Repeating Itself?" 2-5.

〔5〕 Sell and Prakash, "Using Ideas Strategically," 160.

知识产权产品提供专利保护,并要求制定一套惩罚体系来惩罚那些违反协定的国家,从而更好地实施该专利权。因此,《与贸易有关的知识产权协定》"以其现实的权力为知识产权法创设了全球标准"。[1]不断增加的知识产权保护的目的在于鼓励技术创新和传播技术进步。[2]因此,《与贸易有关的知识产权协定》的一个中心要求就是各方"要保护和实施知识产权的最低标准",从而实现对专利的进一步保护。[3]

从本质上讲,专利就是通过法律手段而实现暂时的利益垄断。个体或企业有权利在一定时间内无竞争地销售其研发的产品、程序或技术,这样就因为出现了人为的稀缺性而使产品得以维持在一个较高的价格,即高于市场在正常的竞争性环境下可以承受的价格。[4]因为专利法促使企业将其大量资金投入到新产品的研发,因此被认为具有正当性并受到鼓励。这一点尤其适用于药品,因为研发一种新药品的成本估计要高达上亿美元。[5]

专利药品和通用药品间的价格差异极其显著。例如,治疗某种影响艾滋病患者脑膜炎疾病的专利药价格为每剂 14—25 美元,而在那些通用药品生产商参与竞争的国家,同类药品价格却跌至 0.75 美元。[6]在印度,HIV 药品氟康唑(fluconazole)属于通用生产药品,其

---

〔1〕　Jillian C. Cohen, "Civilizing Drugs: Intellectual Property Rights in Global Pharmaceutical Markets," in *Global Standards of Market Civilization*, edited by Brett Bowde and Leonard Seabrooke (London: Routledge, 2006), 179.

〔2〕　World Trade Organization and World Health Organization, *WTO/WHO Joint Study: WTO Agreements and Public Health* (Geneva: WHO/WTO, 2002), 39;参见《与贸易有关的知识产权协定》第 7 款。

〔3〕　WTO/WHO, *WTO/WHO Joint Study*, 38.

〔4〕　Mannan and Story, "Abolishing the Product Patent," 181-182.

〔5〕　根据"塔夫茨药品发展研究中心"(the Tufts Center for the Study of Drug Development)在 2001 年的研究,研发和生产一种新药的成本为 8 亿多美元。然而,该数字受到了一些学者的质疑。其中,玛西亚·安吉尔(Marcia Angell)在其 2004 年的研究中认为,由于制药公司的金融记录过于模糊,以至于无法明确药品的研发成本,所以精确的数字不得而知,但可以肯定的是,每种新药的研发成本远低于 8 亿美元。

〔6〕　Susan Sell, "Post-TRIPS Developments: The Tension between Commercial and Social Agendas in the Context of Intellectual Property," *Florida Journal of International Law* Spring (2002): 211.

价格为每毫克 55—150 美元,而在马来西亚、印度尼西亚和菲律宾等这些实施专利保护的国家,同等质量的药品价格分别高达 697 美元、703 美元和 817 美元。[1] 又如,总部位于印度的赛普拉医药公司(Cipla)给艾滋病患者提供的药物疗法每年需花费 350—600 美元。而相同的药物疗法,若从美国专利持有方处购买,则高达 10000—15000美元。[2] 不足为奇的是,绝大部分专利权都掌握在发达国家手中。事实上,发达国家拥有 97％的药品专利权,而在发展中国家所被授权的专利中,其中的 80％由发达国家所持有。[3]

根据《与贸易有关的知识产权协定》,专利保护的期限为 20 年,但是一些工业化国家尤其是美国却强调,《与贸易有关的知识产权协定》只是确立了一个最短的标准。因此,这些国家坚持主张延长《与贸易有关的知识产权协定》规定的专利保护期限,也就是所谓的"《与贸易有关的知识产权协定》附加条款"。毋庸置疑,专利保护在一段时间内可以抑制竞争,推动对新产品的研发;但是该逻辑究竟是否适用于发展中国家的产品,的确值得商榷,因为这些国家太贫穷,无法承受因专利保护而带来的高昂费用。

关于药品的专利保护,极为严峻的问题在于,如何在为新药品研发提供动力和促进现有药品的获得问题之间找到一个合适的平衡点。从社会和公共卫生的角度来看,生产治疗和抑制疾病的新药品和疫苗显得极为重要,专利制度带来的动力能够有效地

---

[1] Alan O. Sykes, "TRIPS, Pharmaceuticals, Developing Countries and the Doha 'Solution'," *Chicago Journal of International Law* 3:1(2002):47.

[2] 专利药品和通用药品之间的价格的巨大差异使得 2003 年乔治·布什总统宣布的"总统防治艾滋病紧急救助基金"遭到批评。该计划呼吁在五年内提供高达 150 亿美元来进行艾滋病的防治。它最初因为有助于全球抗击艾滋病而受到了欢迎。然而,该计划后来受到严厉的批评,因为该基金的资金只能用来购买由美国公司批准的抗逆转录酶病毒的药品,而不能用来购买通用的抗逆转录酶病毒的药品。关于"总统防治艾滋病紧急救助基金",参见第四章。

[3] Ranson, Beaglehole, Carrea, Mirza, Buse, and Drager, "The Public Health Implication of Multilateral Trade Agreements," 29.

推动生产。正因为生产出的药品所具有的社会价值，所以需要尽快地拓展药品的可获得性。[1]

虽然《与贸易有关的知识产权协定》"对于那些为达成全球协议而不遗余力的知识产权工业游说者来说是个巨大的商业利益胜利"，但在发展中国家的卫生利益方面，该协定仍然存在一些重要的灵活性措施。[2] 鉴于发展中国家沉重的疾病负担，而且发展中国家都没有能力支付有效的卫生保健，所以亚洲、非洲和拉丁美洲部分地区的贫穷国家对于这些灵活性措施深有同感。

在《与贸易有关的知识产权协定》中，第一条以健康为导向的条款是第 8 条第 1 款，其中规定，"成员国在制定和修改其法律和规定时，可以采取必要措施来保护公共健康"；第二条重要的条款是第 27 条第 2 款，其中规定，如果这些发明对保护人类或动植物生命和健康是必不可少的……用以维护"公共秩序（order public），那么各国可以拒绝这种专利保护"。然而，这个术语缺乏普遍为人们所接受的定义，因此各国都避免使用这项条款。[3] 第 30 条规定，"各成员可对专利授予的专有权规定有限的例外，只要此类例外不会对专利的正常利用发生无理抵触，也不会无理损害专利所有权人的合法权益，同时考虑第三方的合法权益"。[4] 总的看来，上述条款成为各国在贯彻实行《与贸易有关的知识产权协定》中的专利法方面的"灵活性措施"，即使是在下文所详述的极端情况下，这两条协议的含义对于药品获得问题的解决也非常重要。

该协定的第 31 条对必要药品的获得问题尤为重要。该条款题为

---

〔1〕　WTO/WHO, *WTO/WHO Joint Study*, 42.

〔2〕　Sell, "Post-TRIPS Developments," 193.

〔3〕　Cohen, "Civilizing Drugs," 180-181.

〔4〕　参见世界贸易组织官方网站，"Declaration on Trade-Related Aspects of Intellectual Property Rights," 1994, http://www.wto.org/english/tratop_e/trip_e/trip_e.htm.

"未经专利持有人授权的其他使用",其中规定了在何种情况下,一项受专利保护的产品可以由除专利持有人之外的其他实体生产。其中还规定,如果公共健康存在危险,成员国可以要求或命令第三方生产所需的产品。但是,成员国首先需要与权利持有人进行交涉,通过协商寻求互惠的解决方案。但是,如果遇到全国紧急情况,与权利持有人协商这一环节可以省略。另外,如果遇到非专利持有人生产产品的情况,专利持有人必须得到合理的补偿。"强制许可"是该过程的一个常用术语。也就是说,成员国可以向第三方颁发强制许可证,要求第三方生产一定量的专利产品。但是,直到 2001 年 11 月关于《与贸易有关的知识产权协定》和公共健康的多哈宣言发布以后,"强制许可"一词才正式被世界贸易组织所采用。[1]

虽然关于强制许可的这项条款给各国政府提供了一项防治疾病的重要工具,但是,许可证的颁发受到了严格限制。根据第 31 条第 6 款,"任何此种使用的授权应主要为供应授权此种使用的成员的国内市场"。该项限制成为很多发展中国家关注的主要问题,因为如果国家缺乏有效而又比较先进的制药企业,那么它就无法利用该条款。换言之,受该条款中的"国内市场"限制的影响,强制许可对于最不发达国家而言形同虚设,而这些国家又是最需要充分利用那些被认可的专利例外条款。直到 2003 年,各方才就该问题的解决方案达成共识。下面将对该问题的解决方案进行讨论。

主要政治和法律事件

世界贸易组织与《与贸易有关的知识产权协定》于 1995 年正式生效,在之后的 10 年里,发生了几起与发展中国家的必要药品获得问题相关的重要事件。这里首先按时间顺序简单列出了这些事件,具体内

---

[1] 参见世界贸易组织官方网站,"Declaration on Trade-Related Aspects of Intellectual Property Rights,"1994, http://www.wto.org/english/tratop_e/trip_e/trip_e.htm.

容会在下文中详细讨论。1996 年,巴西开始给所有艾滋病患者提供免费的抗逆转录病毒治疗。巴西政府以低价购得充足的抗逆转录病毒治疗药品,这种做法随后遭到了一些发达国家的质疑,理由是这种做法违反了专利权。1997 年,南非通过了《药品和相关药物的修正法案》,该法案允许从其他发展中国家进口价格相对低廉的非专利药品。该法案通过后不久,南非政府就受到了来自美国政府和国家制药公司游说集团的压力,要求南非政府撤销该法案。1999 年发生的一些重要事件支持了巴西和南非的立场。作为世界上与健康有关的最具影响力的非政府组织,无国界医生组织开始了一场极为有效的"获得必要药品运动"。同年,美国的政策发生了 180 度大转弯,美国总统克林顿宣布,美国将支持非洲国家为其公民提供艾滋病治疗的方案。到 2001 年,南非赢得了其《关于药品法案》的斗争,发达国家也撤销了对巴西的指控。2001 年末,世界贸易组织批准了最为重要的关于药品获得问题的国际法律协定——《TRIPS 协定与公共卫生多哈宣言》。之后发生的与该问题相关的主要事件是 2003 年 8 月提出的关于强制许可条款的国内供应问题。

巴西的案例

1996 年,巴西政府开始实施一项广泛的艾滋病防治方案。在给高危群体提供重要的教育方面,该方案的预防部分成果显著。整个国家 HIV 呈阳性的人数在 20 世纪 90 年代后期明显减少。在该治疗方案之下,巴西政府给所有艾滋病患者提供免费的抗逆转录病毒治疗。该方案使获得抗逆转录病毒治疗的人数稳步增长。1996—1999 年,与艾滋病相关的疾病死亡率下降了 50％以上,为巴西节省了 4.5 亿美元的医疗费用。[1]

---

〔1〕 Ellen t'Hoen, "TRIPS, Pharmaceutical Patents, and Access to Essential Medicines,"32.

　　为了提供必要的药品，使该方案顺利运行，作为制药业发达的国家，巴西对很多在其他国家仍受专利保护的昂贵药品进行仿制。根据《与贸易有关的知识产权协定》第 31 条，该行为并无不妥之处。并不是所用药品都能在国内自行生产，巴西需要进口罗氏公司（Roche）生产的奈非纳韦（nelfinavir）和默克公司生产的施多宁（efavirenz）。由于罗氏公司和默克公司要收取高昂的专利费用，巴西宣称要使用强制许可以打破这两种药品的专利权，自行生产这些药品。这就意味着，巴西政府将命令巴西企业生产这些药品，而这将违反国外的专利法。这种威胁本身成为一种有效的谈判工具，当事的外国公司为此不得不将巴西进口的药品大幅降价，而巴西也没有违反专利法。[1]

　　2001 年 2 月，美国认为，允许上述活动的巴西贸易法违反了《与贸易有关的知识产权协定》，因此要求世界贸易组织成立专门小组，对巴西政府的行为进行审议。2001 年 4 月，联合国人权委员会通过了巴西代表团提出的一项决议，将流行病爆发时期药品的获得作为一项基本人权。至少在一定程度上讲，由于该决议所产生的宣传效果以及促成该决议形成的情感因素，美国被迫在 2001 年 6 月 25 日撤销了针对巴西的 WTO 诉讼案件。[2] 作为交换，巴西政府同意，如果有执行强制许可的计划，那么将会提前通知美国政府。[3] 巴西在艾滋病疫情防治方面的成功应对及其解决必要药品获得问题方面的政治经济策略，使其成为其他受艾滋病困扰的国家的模范和先驱。[4]

南非的案例

　　1997 年，南非首次实际应用了与必要药品有关的强制许可措施，

　　[1]　Jane Galvro, "Access to Antiretroviral Drugs in Brazil," *Lancet* 360:(2002): 862; Sykes,"TRIPS, Pharmaceuticals, Developing Countries and the Doha 'Solution'," 55.
　　[2]　Galvro, "Access to antiretroviral drugs in Brazil," 1864.
　　[3]　J. P. Wongant and G. Calcagnotto,"Brazil's Fight against AIDS and Its Implications for Global Health Governance," *World Health and Population*,January (2006):8.
　　[4]　"Brazil Points to Way Ahead in AIDS Battle," BBC News, January 7,2004, http://news. bbc. co. uk/2/hi/business/3306345. stm.

当时该国政府已通过了《药品和相关药物的修正法案》。该法案制定了一套法律框架,允许南非卫生部吊销治疗艾滋病所必须的药品的专利,发布强制许可来仿制抗逆转录病毒的药物,可以从印度和巴西等国家平行进口专利药品的仿制药品,所有上述措施都使得人们容易获得购买得起的药品。[1] 需要注意的是,根据上文所讨论过的《与贸易有关的知识产权协定》第 30 条和第 31 条,该法案中的条款符合《与贸易有关的知识产权协定》的要求。[2] 然而,1998 年初,39 家制药公司联合起诉了南非政府,认为该法案不但违反了南非宪法,而且事实上也不会促进药品获得问题的解决。[3]

制药公司的立场得到了美国和欧盟的大力支持。为了说服南非政府撤销该法案,美国政府对南非施加了沉重的双边经济压力,其中包括将南非列入美国贸易 301 特别观察名单,拒绝对南非部分出口商品实行普遍优惠制。[4] 但是,南非政府也有由无国界医生组织领导的非政府组织做坚强后盾。无国界医生组织在 1999 年发起的"获得必要药品运动"成效极其显著,使得药品制造公司及其发达国家盟友颇为尴尬。因此,美国不得不撤回其对该法案的反对,在 1999 年世界贸易组织西雅图部长级会议期间,克林顿总统正式宣布了该决定。[5]第二年又重申了该决定。克林顿政府发布行政命令,"美国不应该试图通过谈判或其他方式,撤回或修改那些使非洲南部国家受益的知识产权法律或政策,这些法律和政策是由公民决定的,这将对治疗艾滋

〔1〕 Ellen t'Hoen,"TRIPS, Pharmaceutical Patents, and Access, and Essential Medicines,"30; Sell,"Post-Trips Developments," 2009.

〔2〕 Caroline Thomas,"Trade Policy, the Policy, the Politics of Access to Drugs and Global Governance for Health," in *Health Impacts of Globalization*, edited by Kelley Lee (London: Palgrave MacMillian,2003),182-183.

〔3〕 "Court Battle over AIDS Drugs," BBC News, March 5, 2001, http://news. bbc. co. uk/1/hi/world/africa/1202402. stm.

〔4〕 Thomas, "Trade Policy, the Politics of Access to Drugs and Global Governance for Health,"183.

〔5〕 Ellen t'Hoen,"TRIPS, Pharmaceutical Patents, and Access to Essential Medicines,"35.

病的药物或医学技术起到调节作用"。[1]

当南非制药公司游说团上诉南非政府的案件于 2001 年 3 月开始审理时，该案件已被高度政治化。出席审判的不仅包括相关律师和政党，还包括许多来自人权组织和艾滋病活动组织的抗议者，他们手持濒临死亡的儿童的照片和贴有反对制药企业的口号的标志表示抗议。[2] 鉴于非政府组织的压力和美国政府立场的改变，也为了避免进一步的负面宣传，南非制药公司无条件地撤销了 2001 年 4 月对政府的上诉，并宣布承担给南非政府带来的一切法律费用。[3]

虽然这个案子的意义不容小觑，但值得注意的是，在其他一些不够公开化的案例中，发展中国家无法成功地应对发达国家施加的压力。例如，在 19 世纪 90 年代末，泰国政府决定生产某种抗逆转录病毒药物的非专利药品，但是却受到了美国贸易代表实施贸易制裁的威胁。在此压力之下，泰国政府不得不放弃生产非专利药品的计划。[4]

《TRIPS 协定与公共卫生多哈宣言》

第四届世界贸易组织部长级会议于 2001 年 11 月在卡塔尔的多哈召开。该会议对全球贸易体制意义重大，尤其是在知识产权和公共卫生问题方面。在会议筹备阶段，非洲成员国集团要求就《与贸易有关的知识产权协定》进行协商。这种对话要求并不是想改变《与贸易有关的知识产权协定》有关公共健康的条款；总的来说，发展中国家认为，其中的第 30 条和第 31 条（除了其中第 6 款关于国内生产的部分之外）为其公民健康需要提供了很多灵活性。发展中国家所关心的是

---

〔1〕 Presidential Documents, *United States Government*, *Access to HIV/AIDS Pharmaceuticals and Medical Technologies*, *Executive Order*, No. 13155, May 10, 2000.

〔2〕 Sell, "Post-TRIPS Developments," 209-210.

〔3〕 "Drugs firms drop AIDS case," BBC News, April 19, 2001, http://news.bbc. co.uk/1/hi/world/africa/1284633.stm.

〔4〕 Sell, "Post-TRIPS Developments," 209-210.

发达国家为这些特权行使所设置的障碍问题。[1] 用一位评论家的话来说,《与贸易有关的知识产权协定》条款中的强制许可条款"原本是用来作为一条救生索。但实际上,任何伸手去够这条救生索的国家,都已被美国贸易谈判者戴上了手铐"。[2]

鉴于上述原因,在 2001 年世界贸易组织在多哈召开会议期间,广大发展中国家期望能够明确地重申他们在《与贸易有关的知识产权协定》中所享有的保护公共卫生的合法权利。会议结束后,所出现的与该问题有关的关键政策文件是《TRIPS 协定与公共卫生多哈宣言》,即通常所称的《多哈宣言》。这一宣言总共包含七个条款,实现了发展中国家和非政府组织联盟的大部分目标。其中关键条款包括以下几点:

(1)世界贸易组织应该认识到,"公共卫生问题严重影响许多发展中国家和最不发达国家,特别是影响那些遭受艾滋病、结核病、疟疾和其他传染病的国家"。(第 1 条)

(2)世界卫生组织和《与贸易有关的知识产权协定》应该"作为国家和国际社会的广泛举措中的一部分来解决这些问题"。(第 2 条)

(3)知识产权对于新药发展具有重要性,同时也应当承认,这种保护将会提高药品的价格,结果发展中国家的居民无力支付。(第 3 条)

(4)"该协议可以也应当以一种有助于成员国维护公共卫生的权利,特别是促进所有的人获得药品的权利的方式进行解释和实施。"(第 4 条)

(5)"每个成员方都有权批准强制许可,并且自由决定批准强制许可的理由。"(第 5 条第 2 款)

(6)"每个成员方有权决定构成全国紧急状况的条件……"(第 5

---

〔1〕 Carlos M. Correa,"Implications of the Doha Declaration on the TRIPS Agreement and Public Health," *Health Economics and Drugs EDM Series* 12(2002), http://www. who. int/medicines/liabrary/par/who-edm-par-2002-3/doha-implicatiaons. pdf. Accessed Fall 2004,1-2.

〔2〕 Karl Vick, "African AIDS Victims Losers of a Drug War: US Policy Keeps Prices Prohibitive," *Washington Post*, December 4,1999,A01.

条第 3 款）

（7）《多哈宣言》也将《与贸易有关的知识产权协定》关于发达国家药品的专利法所规定的实施期限从 2006 年延期至 2016 年。（第 7 条）

如上述条款所示，《多哈宣言》对于发展中国家来说是个重要的胜利。事实上，它"标志着国际贸易的重要转折点，说明了基于规则的贸易体系必须与公共健康利益相一致"。[1] 结果，"公共健康的拥护者热情地欢迎了《多哈宣言》这一重要成就，因为该条款更多地关注公共健康而不是私有的知识产权，并且明确指出世界贸易组织成员方有权使用《与贸易有关的知识产权协定》的保护条款"。[2]

有趣的是，2001 年"9·11"恐怖袭击事件之后发生的炭疽袭击事件巩固了发展中国家阵营在多哈谈判中的地位。由于袭击的规模尚不明确，美国政府担心，治疗感染炭疽病毒的病人可能需要大量抗生素。而治疗炭疽病毒最有效的药品是德国拜耳公司（Bayer）生产并申请了专利的环丙沙星（ciprofloxacin）或盐酸环丙沙星制剂（Cipro）。以专利价格大量购入盐酸环丙沙星制剂所需的资金将会是一个天文数字。因此，美国公开威胁使用强制许可，以保证能够生产和购买足够的药品。虽然美国政府事实上并未执行强制许可，但却可以利用其作为协商的筹码，从而使药品价格明显降低。炭疽袭击事件发生数周后，在多哈会议上，发展中国家充分揭露美国的下述行为：美国一方面虚伪地威胁说要使用强制许可，另一方面却阻挠巴西和南非完全相同的做法。这样，发展中国家阵营赢得了信任，反过来又有助于《多哈宣

〔1〕　Correa，"Implications of the Doha Declaration on the TRIPS Agreement and Public Health，" I.

〔2〕　Ellen t'Hoen，"TRIPS, Pharmaceutical Patents, and Access to Essential Medicines，"28. 应当注意的是，并非所有的专家都支持《多哈宣言》及其对强制许可的支持。例如，Alan O. Sykes 认为，允许发展中国家享有《与贸易有关的知识产权协定》中的规则将会妨碍他们长期的卫生目标，因为制药公司将无动力去针对发展中国家爆发的疾病进行药品研发。Sykes，"TRIPS, Pharmaceuticals, Developing Countries and the Doha Solution，"47-68.

言》极大地反映出发展中国家及其非政府组织联盟的意愿。[1]

　　然而,《多哈宣言》的主要局限性在于,它没有澄清以前提到的关于强制许可的国内市场问题。起草的《多哈宣言》第 6 款是对《与贸易有关的知识产权协定》中第 31 条第 6 款的特别回应。第 6 款规定,强制许可的批准必须是面向国内市场。正如前所述,正是因为该条款的规定,对于那些不具备仿制药品生产能力的国家而言,批准强制许可的权利形同虚设。虽然第 6 款对该问题并没提供具体的解决措施,但它正式承认了该问题,并呼吁《与贸易有关的知识产权协定》理事会"找到迅速解决该问题的措施"。(理事会被要求在 2002 年找到问题的解决措施,但直到 2003 年 8 月,《关于多哈宣言第 6 款的决议》才被发布)。[2]

世界贸易组织《关于多哈宣言第 6 款的决议》

　　历时 10 年之久,关于《与贸易有关的知识产权协定》第 31 条第 6 款中所提到的国内市场要求才得到解决。1995 年,在《与贸易有关的知识产权协定》正式生效后不久,世界贸易组织成员方对第 31 条第 6 款产生争议。很多人冀望于《多哈宣言》中完全解决强制许可问题,但是这种希望最终落空。《多哈宣言》呼吁寻求解决该问题的"迅速"方案,紧接其后的是两年的漫长谈判,并以多次失败而告终。2003 年 8 月 30 日,世界贸易组织最终宣布了被一致接受的解决方案,题为《关于多哈宣言第 6 款的决议》,主要针对关于《与贸易有关的知识产权协定》和公共卫生的《多哈宣言》中所涉及的国内市场供应问题。

---

　　〔1〕 这次炭疽袭击的影响之所以重大,原因在于它凸显了如下事实:任何国家,哪怕是那些最富有和最强大的国家,都无法免受卫生危机。一些倡议者据此强调,如果面临攻击,哪怕是那些拥有发达制药工业的也将不能够生产或购买必要的药品供应。Abbott,"The WTO Medicines Decision," 334-336; Sell and Parkash, "Using Ideas Strategically," 149; Sell, "Books, Drugs and Seeds," 30-31.

　　〔2〕 WTO/WHO, *WTO/WHO Joint Study*, 45; Correa, "Implications of the Doha Declaration on the TRIPS Agreement and Public Health," i.

在该决议中,第二条意义尤为重大。其中规定:"出口方在《与贸易有关的知识产权协定》第 31 条第 6 款下的义务,即授予强制许可生产的药品主要用于国内市场消费的义务,将被免除,并且在遵循本段下述条件的情况下可以把强制许可生产的药品出口到合格的进口方。"[1]这就意味着,世界贸易组织成员方不必将根据强制许可生产的药品主要面向国内市场;成员方可以将强制许可下生产的专利药品出口到那些本身没有药品生产能力的最不发达国家。当然,世界贸易组织的决议规定了宣布和使用强制许可的条件。如果成员国觉得有必要执行强制许可,那么它必须通报世界贸易组织的《与贸易有关的知识产权协定》理事会。并且,该通报必须说明强制许可的全部细节,包括药品名称和药品的需求量。而后,理事会必须确定进口国(即颁布该许可的国家)的确没有能力自行生产该药品。[2]《关于多哈宣言第 6 款的决议》中还包括另一针对制药企业所关切的问题的条款。制药业界担心,根据强制许可生产的药品将会被走私到发达国家,并以低于专利价的价格在黑市销售。因此,该决议的第 2 条第 2 款中的第二部分规定,所有以该方式生产的药品必须有独特标记,以用来将这些药品与专利保护下生产的相同药品区别开来。[3]

《与贸易有关的知识产权协定》理事会关于取消"国内需求的条款"并批准"强制许可"的决定,无疑标志着发展中国家以及非政府组织的重大胜利。"和以往关于《与贸易有关的知识产权协定》的谈判一样,美国和欧共体在《关于多哈宣言第 6 款的决议》的谈判中也掌握着主动权。然而,与最初关于《与贸易有关的知识产权协定》谈判不同的

---

〔1〕　参见世界贸易组织官方网站,"Implementation of paragraph 6 of the Doha Declaration on the TRIPS Agreement and Public Health"(Document:WT/L/540)September 1, 2003,http://www. wto. org/english/tratop_e/trip_e/implen_para6_e. htm,Art. 2.

〔2〕　WTO,"Implementation of paragraph 6 of the Doha Declaration on the TRIPS Agreement and public health,"Art. 2(a).

〔3〕　WTO,"Implementation of paragraph 6 of the Doha Declaration on the TRIPS Agreement and public health,"Art. 2;"The Right Fix?"*Economist*,September 1, 2003.

是,非政府组织支持发展中国家的立场,并且更大程度地参与其中,这也是《关于多哈宣言第 6 款的决议》获得进展的另一标志。"[1]事实上,正如《经济学家》在 2003 年世界贸易组织的决议被批准后所指出的那样,"关于非专利药品的长期斗争证明,发展中国家的统一战线本身足以应对大的制药企业"。[2]尽管如此,许多非政府组织对此结果并不满意。原因在于,无国界医生组织、技术消费者计划(CPTech)、国际健康行动(HAI)以及乐施会等重要的非政府组织,经过艰难的游说才说服《与贸易有关的知识产权协定》理事会将《欧洲议会 196 号修正案》纳入到《欧洲药品指令》,用以解决下述问题:

> 该修正案提出了《与贸易有关的知识产权协定》理事会理应采取的确切措施。"如果生产药品的目的是用于出口到已经对该产品实行强制许可的第三方或是并没有实施专利的地区,如果第三方的公共卫生当局有这样的要求,那就应该允许生产该药品。"虽然《欧洲议会 196 号修正案》仅寥寥数语,却为如何平衡《多哈宣言》中第 4 款的目标提供了一个确切而合理的政策框架,同时保护了专利持有人的合法利益。[3]

非政府组织认为,2003 年 8 月 30 日通过的决议是一个"被繁文缛节捆绑着的礼物"。从技术层面来说,它满足了发展中国家的需要;但是,在一些活跃于该问题领域的非政府组织看来,该决议加深了官僚化程度,导致各国更可能因受双边或被以其他方式所施加的压力而无

---

　　[1]　Matthews,"Is History Repeating Itself?"5.

　　[2]　"The Right Fix?" *Economist*, September 1,2003.

　　[3]　"Letter from CPTech, Oxfam, MSF, HAI to WTO delegates regarding December 16,2002 Chairman's Text for 'solution' to Paragraph 6 of the Doha Declaration on TRIPS and Public Health," December 19, 2002, http://www. accessmed-msf. org/prod/publications. asp? scntid=1292003916443&contenttype=PARA.

法实行强制许可,哪怕是它们的公共健康需求使其有正当的理由这样做。[1]

然而,发展中国家及其非政府组织联盟确实在关于第 6 款的协商中获得了一些让步,这些让步曾是发达国家及其制药游说集团极力想要避免的。对于美国和欧盟而言,该决议标志着从更具约束性的第 6 款解决方案的倒退,因为该决议并没有对可以执行强制许可的疾病作出限制,并没有要求宣布国家紧急情况。因此,从本质上讲,第 6 款的声明维护了发展中国家的立场,当全球公共健康濒于危险之时,巩固了对知识产权进行限制的趋势。这种转变发生在世界贸易组织内的多边层面,至少可以被看做是发展中国家及其非政府组织联盟的部分胜利。然而,作为对这种多边层面机制转变的回应,美国转而在论坛方面实行另外一种转变。"对于发展中国家在世界贸易组织框架内药品获得问题方面取得的成功,美国的反应是将此问题的谈判转向双边和区域论坛,在双边和区域性药品贸易中,美国已经在谈判中取得成功,对非专利药品生产商的能力进行了极大的限制。"[2]自 2003 年起,美国在其知识产权商业联盟的支持下,一直在"追求侵略性的双边和区域知识产权以及投资协议,以威胁那些试图得到药品、种子和教育性材料的发展中国家,削弱其获得的更广泛的收益"。[3]此后发展中国家通过双边谈判达成的自由贸易协议,一如既往地包含了限制使用 TRIPS 中保护措施的条款。[4]

---

　　[1]　MSF,"Joint NGO Statement on TRIPS and Public Health WTO Deal on Medicines: A 'Gift' Bound in Red Tape," MSF Press Release, September 10, 2003, http://www. accessmed - msf. org/prod/publications. asp? scntid = 1292003916443&contenttype = PARA.

　　[2]　Abbott,"The WTO Medicines Decision,"349.

　　[3]　Sell,"Books,Drugs and Seeds,"10.

　　[4]　Abbott,"The WTO Medicines Decision," 349-350;Brook K. Baker,"Placing Access to Essential Medicines on the Human Rights Agenda," in *The Power of Pills: Social, Ethical, and Legal Issues in Drug Development, Marketing & Pricing*, edited by Jillian Clare, Patricia Illingworth, and Udo Schuklenk (Ann Arbor, MI: Pluto Press, 2006), 243-246.

非政府组织和必要药品:改变争论的本质

毫无疑问,非政府组织对必要药品获得问题的政治化产生了重大影响。需要特别指出的是,关注人权问题的非政府组织将关于产权与药品获得的争议从会议室转到了公共论坛。在过去的几十年里,"获得必要药品"这一概念已经成为促进、巩固和深化普遍人权观念这个更广泛议程内的子议题。大卫·费德勒指出,随着后威斯特伐利亚治理体系的建立,这种趋势开始于二战之后。建立在不干涉原则和主权不可渗透原则之上的威斯特伐利亚体系盛行于 19 世纪中期至二战结束。"在该体系下,虽然传染病被界定为一个国家的公共卫生和经济利益的外部威胁,而经济利益的威胁在传染病问题的国际合作中却发挥了更大的作用。"[1]在这个时期,国家明确地成为国际关系中主导的政治行为体;国家间的关系以及民族问题高于一切。在那一时期,不论是关于个人权利问题,还是更广泛的社会经济问题,都不会出现在世界强国的视域之内。

然而,自从 20 世纪 40 年代中叶开始,全球政治治理体系就逐步发生了根本性的重组。拥有全球成员的多边组织,特别是联合国机构,在国际关系中扮演着虽有争议但却十分重要的角色。二战后的几十年间,非国家行为体也在世界政治中发挥着越来越重要的作用。随着 1990 年电脑的出现,它们的影响也出现了几何级的增长。这些变化表明,人们对个人以及个人不可剥夺的权利的认识发生了转变。就公共卫生而言(再具体一点就是传染病问题),"传染病对人权构成威

---

〔1〕　David P. Fidler, "Fighting the Axis of Illness: HIV/AIDS, Human Rights, and US Foreign Policy," *Harvard Human Rights Journal* 17, Spring (2004), 108, http://www.law.harvard.edu/students/orgs/hrj/iss17/fidler.shtml.

胁,而不是对国家利益和权力构成外部威胁"。[1] 这一信念体现了后威斯特伐利亚时期的一个特征。把健康看做人权问题的理念首次出现在 1948 年生效的世界卫生组织的宪章之中。根据世界卫生组织的宪章,"享有最高而能获致之健康标准,为人人基本权利之一","各民族之健康为获致和平与安全之基本"。[2] 这些陈述标志着人们关于健康和疾病看法的重要改变,为国家之外的行为体参与卫生问题敞开了大门。显而易见,国家权力和国家经济利益并不是许多非政府组织关心之事,它们将公共卫生问题的讨论扩展至道义、公正和基本人权等价值观方面。

虽然这些术语现在已广泛用于许多公共卫生问题,但它们在有关获得必要药品的辩论中出现得最为频繁。通过使用像"生命还是利润"这样有力且煽情的口号,非政府组织在这场辩论中取得了道义制高点。因为非政府组织能对国际媒体产生重大影响,并且如果它们愿意,它们就可以使一个公司名誉扫地。非政府组织成功地与制药公司进行了谈判。南非的法律斗争就是非政府组织利用负面宣传的威胁作为谈判工具的典型例子。在药品获得问题方面,表现最为积极的非政府组织就是无国界医生组织、技术消费者计划、国际健康行动、行动起来(ActUP)和乐施会等。所有这些组织都在全球卫生领域上拥有良好的声誉。实际上,它们还在挑战知识产权机制方面拥有无可争议的合法性。

从 20 世纪 90 年代初期至中期,非政府组织在全球卫生领域的角色主要是发挥宣传作用。但是,自从 21 世纪开始,一些非政府组织为自己在卫生领域开辟了新天地。非政府组织最擅长填补空白,而对卫生领域不熟悉的活动家也能够迅速发现用于治疗在发展中国家盛行的疾病的药品研发空白,这一点在本章的开头已经提到。结果,近年

〔1〕　Fidler, "Fighting the Axis of Illness," 110.

〔2〕　WHO, "Constitution of the World Health Organization," 45th edition, Supplement, October 2006.

来，关于新的药品、疫苗和治疗选项研究倡议得到积极开展。在这些伙伴关系中，最著名的就是"被忽略的疾病药品研发倡议"（DNDi）、"全球疫苗免疫倡议"（GAVI）和"国际艾滋病疫苗倡议"（IAVI）。[1] 这些组织能够与私营部门的科学技术结合起来，并且得到来自政府和慈善机构的经济支持。[2] "相对较新的公私伙伴关系模式被寄予厚望。该模式通过将公有和私有部门针对特定项目或疾病的现有能力、技术和资源进行整合，对被忽略的疾病进行联合研发。"[3] 到 2004 年底，这些研究小组共找出了 60 项潜在可行的药品治疗研究项目，用以针对七种不同的被忽略的疾病进行治疗，这就说明最初的希望将会实现。[4]

　　所有这些都强调了一点：非政府组织是怎样扩大并巩固了自己在全球卫生领域的作用。它们从一个受限制的宣传机构的角色，扩大到自然科学领域，成立了医疗专家小组，并实际生产新的药品。对于药品获得问题尤为重要的是，非盈利组织生产的药品不会被申请专利，比如像无国界医生组织所支持的"被忽略的疾病药品研发倡议"等。因此，对于那些贫困国家的人来说，药品价格也是可以承受的。[5]

---

〔1〕　这些倡议已在第四章进行了详细的探讨。

〔2〕　慈善基金会在这方面的贡献怎样强调也不过分。例如，比尔·盖茨夫妇基金提供了 1590 亿美元，是各国为各种公私伙伴关系提供的经济援助的 10 倍。Ford, "The Enduring Crisis in Neglected Diseases," in *The Power of Pills: Social, Ethical, and Legal Issues in Drug Development, Marketing & Pricing*, edited by Jillian Clare, Patricia Illingworth, and Udo Schuklenk (Ann Arbor, MI: Pluto Press, 2006), 113.

〔3〕　Ford, "The Enduring Crisis in Neglected Diseases," 113.

〔4〕　Ford, "The Enduring Crisis in Neglected Diseases," 113.

〔5〕　在 2007 年 3 月，"被忽略的疾病药品研发倡议"及其合作伙伴宣布研发新的治疗疟疾的方法。该药品将会对撒哈拉以南非洲地区不满 5 岁的儿童以 50 美分的成本价格进行分发；年满 5 岁的儿童和成年人以 1 美元的价格进行分发。

结论：药品获得问题的发展

与前两章相同，本章结尾性的评论分为两个部分：第一部分是关于该机制的地位，第二部分讨论了该机制发展的影响因素。这种机制最根本的变化就在于国际治理活动的显著增加。事实上，该问题的各个方面近年来都吸引了更多的关注与合作。在本书的第一章，我们分析了国家和非国家行为体为了争取管理权所使用的四种主要战略。规则制定和促进遵守这两项战略被愈发广泛地用于全球卫生治理这一特殊领域，并且取得较好的效果。起初，规则制定是知识产权工业游说集团所选择的战略，因为他们的目标是要扩充并制定一套完善的法律，以保证知识产权工业获得更多的利益。在多边机制内通过一项具有法律约束力的国际条约来制定规则，被认为是确保持有知识产权的公司在国际范围内获得利润的最有效的方式，也是保证各国用这些规则建立遵约机制的最佳方式。

在公共卫生问题领域的很多方面，"软法"是主要行为体的常用手段。其中的一个原因就在于，像世界卫生组织这样的全球性组织，在贯彻它们的建议和条例方面仅拥有有限的权力和合法授权。[1] 或许更重要的原因在于，这些组织没有权力惩罚那些不遵守规则的国家或其他行为体。这种强制或惩罚的合法授权的缺位意味着，全球性机制倾向于使用基于指导原则和建议基础上的"软法"。然而，之所以选择"软法"并不是因为它是唯一的选择。很多情况下，"软法"之所以比"硬法"更受青睐是因为"软法"在处理不断变化的法律领域时更有灵

---

〔1〕　然而应该注意的是，与其他国际组织相似，世界卫生组织针对各国的"点名并羞辱"的权力随着大众通讯技术的发展得到了极大的增长。这种权力在2003年的SARS危机中表现特别明显。世界卫生组织对中国政府的影响迫使其向其他政府和国际卫生官员发布相关信息。

活性,"'软法'无需进行艰苦的条约修正程序,这样就能够弥补'硬法'的缺陷"。[1]

但是,针对知识产权问题,许多国家和企业的态度都非常强硬,认为需要进行程序冗长的条约谈判,这一点在发达国家尤为明显。对于制药公司而言,《与贸易有关的知识产权协定》这一具有全球约束力的"硬法"保证了它们的专利权在至少 20 年内都能得到尊重。这对于公司决定究竟要不要花上亿美元来开发新药品来说,意义极为重要。从长远来看,如果不能保证得到合理的回报,那么继续进行新药品的研发将会缺乏经济刺激。正如本章所述,当企业的合法要求导致贫困国家公民遭受不必要的疾病、死亡和痛苦时,上述观点就会变得复杂起来。

《与贸易有关的知识产权协定》提供了具有法律约束力的特殊例外和保护措施。从表面上看来,它使得发达国家和发展中国家在维持制药公司的获利权和发展中国家公民维持生存所需的药品获得之间达到了平衡。发展中国家可以通过拒绝专利权、批准强制许可以及平行进口来满足其公民的需求。《与贸易有关的知识产权协定》生效后的 10 年里,虽然许多发展中国家试图利用条款中的特殊例外,但是却遇到了来自包括美国和一些欧盟国家在内的工业化国家的双边压力,他们决心要迫使发展中国家无法利用其中的例外条款。[2] 因此,发展中国家(以及它们的非政府组织联盟)在必要药品获得问题解决方面的"硬法化"方面是既得利益者。起初,发达国家希望以扩大的专利权形式,将盈利保障纳入到国际贸易法之中。如今,活跃于药品获得

---

〔1〕　Mary Ellen O'Connell, "The Role of Soft Law in a Global Order," in *Commitment and Compliance: The Role of Non-Binding Norms in the International Legal System*, edited by Dinah Shelton (Oxford: Oxford University Press, 2000), 110.

〔2〕　迄今为止,强制许可仅仅被使用过四次:马来西亚、印度尼西亚、赞比亚和莫桑比克,这些国家在 2004 年生产了抗逆转录病毒药品。Michael Westerhaus and Arachu Castro, "How Do Intellectual Property Law and International Trade Agreements Access to Antretroviral Therapy," 1231.

问题领域的发展中国家和非政府组织正利用最初《与贸易有关的知识产权协定》中所协商的条款,实施它们拒绝购买专利药品的合法权利。因此,关于争议双方如何在不同时期通过发展"硬法"以成功地实施规则制定的战略方面,药品获得问题提供了一个有趣的视角。

结语性评论的第二部分介绍了该领域治理发展的影响因素,其中包括对相互依赖的认知、增长的知识和不断发展的机构。首先,相互依赖是任何机制的重要影响因素,因为它通常是合作的催化剂和动力。鉴于最初的协定在范围上的国际性,国家之间的合作是《与贸易有关的知识产权协定》的发展和落实的必要前提。21世纪初期,非政府组织的活动日益增多,合作的本质依旧是全球性的,但合作范围却有了改变。我们要认识到不断增加的专利保护对全球人类健康,尤其是有关贫穷国家公民的健康所造成的影响,这是该领域的治理战略和机制发展的一个极为重要的影响因素。

首次,争议双方都成功利用了新的知识,使知识产权谈判朝向对自己有利的方向发展。技术进步使得对新发明的仿制简单易行,知识产权也受到了威胁。因此,知识产权工业游说集团将关于知识产权需要进一步保护的争论推向了世界贸易组织。因为所有成员方都认为,如果知识产权产业要继续发展前行,知识产权就必须得到保护。发展中国家以及相关的非政府组织将该争论拉出贸易领域,纳入到人权问题。它们作出合适的战略性选择,吸引全球媒体的代表关注其活动。在这方面,非政府组织也运用了增长的知识以及对该问题的理解,为它们的辩论加分。它们运用与艾滋病疫情相关的信息,以及数百万人无力获得抗逆转录病毒专利药物的事实,重新构建了辩论的本质。

再次,不同国际机构的性质和作用的改变也对该机制的发展产生重要影响。最显著的一个例子就是,自1990年开始,非政府行为体发挥着愈来愈重要的作用。这些组织虽然直到20世纪末才出现在国家的视阈之中,但如今却发展到了如此重要的程度,以至于它们不仅在该争议中享有发言权,而且还帮助对相关术语和争议的本质进行界定。非政府组织已经在药品获得问题方面加强了自己的地位，现在又被认为是国际社会的合法成员。同样，那些开展药品研究的公私伙伴关系虽然在药品获得问题领域是个后来者，但却扮演着日益重要的角色。这些伙伴关系通常是由非政府组织推动，其目的在于填补药品研发方面的缺位。虽然成立不久，但是它们在该领域发挥宝贵的作用这一点却是一个公认的事实。

在过去 10 年中，国际组织，尤其是世界卫生组织和世界贸易组织，在关于药品获得问题的辩论中发挥着积极却又富有争议的作用。《与贸易有关的知识产权协定》在某些方面巩固了世界贸易组织的地位，但在其他方面也削弱了其地位。起初，世界贸易组织被认为是一个强大的治理机构，因为它能够影响规则的制定和其他行为体。然而，当世界贸易组织不再全力支持发达国家和改变其赞同知识产权的立场时，这些行为体也开始转向双边贸易协议和世界知识产权组织。无论如何，对《与贸易有关的知识产权协定》中关于贸易的特殊例外的支持意味着，发展中国家更倾向于通过诸如世界贸易组织这样的多边论坛。随着大多数成员方对彼此信任的增加，卫生领域的问题可能会带来其他领域的合作与协调。

如前所述，近年来，涉及知识产权和必要药品获得问题的全球卫生治理变得极为复杂。与前两章所讨论的卫生治理的其他两个方面相似，自 20 世纪 80 年代中期以来，该领域的治理得到强化。随着该机制的发展，我们已经发现，该问题领域的活动日益增多，也愈发受到关注。随着在专利权和必要药品获得权方面争议的继续，该机制有望从当前的零和游戏向共赢的方向发展。

第六章　卫生与全球治理

我们已经在本书的第一章对全球治理性质方面的文献进行了综述。正式和非正式的机制和规则被用来治理政府与非政府行为体之间的相互依赖,这是它们具有的显著特点。奥兰·杨(Oran Young)的论述与该研究特别相关。他认为,"人们对国际事务治理的要求从来没有如此之多",而且"国家或自治行为体已经很难将自己与世界上其他地方发生的事件隔离开来,不管它们是多么希望这样做"。[1] 正如詹姆斯·罗西瑙在其关于此话题的发人深省的著作《没有政府统治的治理》中所表示的那样,治理的概念及实践都超出了政府活动的范围。尽管各国政府是治理程序中不可或缺的一部分,治理程序仍然包括其他在公共范围愈发重要和积极的团体,如市民社会组织、私营跨国企业和一些财力充盈的基金。没有任何治理领域能够像传染病治理机制那样呈现出如此突出的多行为体治理的特征。

关于传染病的卫生治理机制可以追溯到 20 世纪早期,当时仅是一个治理商船行为和国家卫生当局的脆弱规则体系,而且这些规则常被视而不见。在随后的几十年里,该体系在效力和活动层面都渐渐提高。直到 20 世纪 90 年代,全球治理才发展到了一个相当重要的阶段。过去 20 年中,相关活动更多,也更为复杂,卫生政治也更加政治化。当那些主要的疾病威胁开始出现时,特别是在发达国家和发展中

---

〔1〕 Oran R. Young, *International Governance: Protecting the Environment in a Stateless Society* (Ithaca, NY: Cornell University Press, 1994),1.

国家之间的经济利益冲突被深深嵌入到全球卫生治理的发展之中时,这一领域便被高度政治化。多种行为体和目标的存在也是高度政治化的另一个原因。卫生治理体系中最重要、最明显的目标在于,通过治理疾病,并防止疾病由小规模爆发转变为全球性的传染病传播,从而减少疾病对人类的负面影响。然而,该治理机制内的行为体自从早期就有其他目标,如促进贸易和总体经济发展、增进全球安全和人权的实现。

本章分为三个部分。第一部分主要是描述在本书第一章中设定的主要问题:用来控制传染病的出现和传播的全球治理是如何发展的?这种发展的治理体系如何影响了全球卫生状况?为此目的,本部分对已在第三章、第四章和第五章详细讨论过的疾病监测、卫生援助以及规则制定等三大战略的发展进行了梳理。第二部分解释了第二个主要问题:什么样的发展和条件对国际卫生治理起到了特别的塑造作用。本部分反思了全球卫生治理最重要的特点以及一些继续对它产生影响的关键因素。因此,第一部分描述了何为传染病治理机制。第二部分解释产生这种机制的原因。第三部分则讨论了卫生治理机制对世界卫生状况所作出的贡献,并对本研究给全球机制和治理分析起了哪些促进作用进行了反思。

当代全球卫生治理的主要特点

治理是由全球行为体以多种方式来进行。根据它们的兴趣、目标和权力,这些行为体倾向于采取不同的战略。也就是说,其战略偏好会随着时间和机制的变化而变化,行为体经常综合使用不同的战略来实现其预期目标。国际合作有许多特点,这些特点对于探索全球治理的总体框架具有重要意义。具体来讲,这就是政治行为体在全球卫生治理体系中所重视的三种主要控制战略,即疾病监测、物资援助的提供以及规则的制定。界定一个治理体系的最重要的特点就是其控制战略的本质和行为体成功运用这些战略的能力。

监测策略的重要性在早期的《国际公共卫生条例》中就已被认识到,因为关于疾病爆发的来源、性质及严重性程度的了解对于控制疾病的传播非常重要。由于担心其货物和国民受到限制,所以很多国家在发布疾病爆发方面的相关消息方面非常谨慎,从而导致监测体系许多年来都形同虚设。国家之间限制信息传播的趋势一直持续到 20 世纪后半叶。在那时,由于信息技术的发展及非政府组织的增加,各国越来越难以封锁关于疾病爆发方面的消息。由于害怕源于世界贫困地区的疾病(如埃博拉病毒、SARS 及流感等)传播到本国,所以工业化国家大力支持发展那些更加透明的监测体系。然而,它们一般都不愿承担发展监测体系的高昂成本,也担心一旦疾病爆发的消息传播开来,它们的贸易及旅游都会受到限制。尽管遭到了一些非工业化国家的反对,20 世纪 90 年代中叶还是牢固建立了诸如用于采集、散播信息的项目,如"新发疾病监测计划"、"全球公共卫生信息网"以及世界卫生组织所主导的监测倡议等。

本研究的核心是关于卫生政治领域内的多边主义的本质。监测体系也是该机制的一个关键部分。就性质而言,全球疾病监测需要多边合作。在当今这个联系日趋紧密的世界上,在所有已知的传染病的潜伏期内,国际游客每天高达 200 万人,单边及国内的监测疾病行动不足以消除传染病在全球传播的风险。正如 2003 年的 SARS 危机所表现出来的那样,传染病爆发信息的即时通报与国际共享对于减少恐慌及反应过度的可能性十分重要。在控制疾病的多边路径的发展中,2000 年创立的"全球疫情预警和反应网络"是最有意义的事件。作为最大而且最为重要的控制疾病爆发的机制,"全球疫情预警和反应网络"由 120 个政府和非政府行为体组成。它的创立说明了以下事实:"世界上没有任何国家和组织能够单枪匹马地应对流行病和新发传染病所造成的国际公共卫生突发事件。"[1]有效的监测需要国际信息共享,以及政府部门之间,甚至非政府组织之间的高层次合作。尽管该体系还存在严重缺陷,但在传染病机制的三个战略中,关于监测的多边努力是最多的,也是最有成效的。

作为卫生治理的第二个战略路径,物资援助的提供已经成为疾病控制的中心所在。这种路径背后的基本原理在于,如果疾病首先在本国内得到了控制和治理,那么它就不再有可能跨国传播。有趣的是,该路径在 20 世纪早期就已经初露端倪,主要表现在一些非政府行为体所做出的努力之中,如由教堂资助的传教项目以及美国洛克菲勒基金会的活动。19 世纪 20 年代,国际卫生组织联盟(HOLN)的一些援助活动使得该疾病控制路径迅速扩展,而且在二战后广泛体现于世界卫生组织初期的一些政策之中。[2] 卫生援助的重要特点之一就是,其中大部分卫生(大约 2/3)一直都是通过双边渠道来提供的。然而,多边援助倡议的数量和范围自 1990 年起迅速增长。与这一点特别相关的是,多行为体参与的全球卫生伙伴关系激增。这种伙伴关系整合了私人行为体和公共行为体的资源。全球卫生伙伴关系已经迅速成为当今全球卫生治理的根本特点之一。尽管人们有理由对其内部的透明度、问责性及代表性问题表示关切,但是有很多具体的例子表明,这类机制对发展中国家的疾病爆发机率产生了重要而积极的影响。[3] 实际上,许多卫生专业人士认为,作为一种潜在的机制,全球卫生伙伴关系可以有效地弥补卫生治理体系中的某些严重缺陷,如一

---

[1]　WHO, *Official Website*, "Global Outbreak Alert & Response Network," 2007. http://www. who. int/cst/outbreaknetwork/en.

[2]　Charles Pannenborg, *A New International Health Order: An Inquiry into the International Relations of World Health and Medical Relations* (Boston: Brill, 1979), 183; Charles Allen, "World Health and World Politics," *International Organization* 4:27(1950):29.

[3]　关于对"被忽视的疾病药物倡议"等成功的全球卫生伙伴关系具体例子的讨论参见第四章。

些被忽略的疾病和药品研发等问题。[1]

全球卫生伙伴关系的建立表明,非政府行为体在全球卫生治理体系中发挥了越来越重要的作用。无国界医生组织、乐施会以及红十字会等享有盛誉的非政府组织对卫生治理体系内的人道主义争论及必要药品获得问题都已产生重要影响。比尔·盖茨夫妇基金、洛克菲勒基金以及卡特中心等许多富裕的私人基金,都是资助和政治影响的主要来源。因此,它们能改变卫生治理中关于"优先事项"的认知。私营公司(尤其是制药公司)通过向发展中国家捐赠药物的慈善形式,在援助提供方面起到了积极作用;它们也促进了关于药品的具有约束力的国际贸易协定的制定。因此,尽管诸如"总统防治艾滋病紧急救援计划"的双边协议项目仍然占物资援助的大部分,[2]但这一领域的多边活动也日益增多。不同的物资资源的合作需求以及利用卫生领域中不同行为体的比较优势的需求促进了这一趋势。

几十年来,国际组织已经成为多边发展援助的主要来源。发达的成员国通常支持这种策略,因为国际组织内部的投票结构使他们享有资金的分配权。最强大的政府间机构是开发银行,尤其是世界银行;这些开发银行的加权投票体系使得发达国家享有否决权。世界卫生组织的大部分资金来源于由捐赠国所控制的预算外账目。同样,全球卫生伙伴关系通常有一个决策机制,那就是依据这些主要资助者的投资情况来提供给他们相应的投票权。这些资助者可以是国家、集团或私有公司。事实上,大多数跨国组织的运转都是基于共识性的投票体系之上。关于这一点,奥兰·杨评论道:"在正常情况下,国际社会中

〔1〕 Roy Widdus, "Public-Private Partnerships for Health: Their Main Targets, Their Diversity, and Their Furture Directions," *Bulletin of the World Health Organization* 79:8(2001):717; Karin Caines et al., *Assessing the Impact of Global Health Partnerships*. *DFID Health Resource Centre* (London: DFID, 2004), 9; Bill & Melinda Gates Foundation and McKinsery & Company, "Global Health Partnerships: Assessing Country Consequences," 2005.

〔2〕 关于"总统防治艾滋病紧急救援计划"的特点和目标参见第三章和第四章。

讨价还价机制的运行是基于一个共识性的规则之上，这种规则促使参与者将那些尽可能符合其利益的条款综合考虑。"[1]尽管世界卫生组织采取了多数票的正规程序，但这种共识性的决策也是世界卫生组织所使用的非正式程序。[2]

在全球卫生治理的早期，人们十分关注关于船只和港口卫生标准规则的制定。发达国家不仅关心如何阻止疾病蔓延到本国，也反对采取严厉的限制贸易措施。事实上，20世纪早期举行的会议焦点就是防止一些国家所采取的措施超过《国际公共卫生条例》的范围。然而，发达国家之所以失败，原因就在于最初的《国际公共卫生条例》中存在许多漏洞，这些漏洞使得各国在特定情况下采取了更严厉的措施。

20世纪末，各国和非政府组织在制定关于治疗疾病的指导原则方面的影响力大为增加。在世界卫生组织框架内，尽管世界卫生大会在这一方面少有作为，但是，包括世界卫生组织合作中心在内的某些分支机构积极发展和宣传与治疗规则相关的医学建议。[3]鉴于世界卫生组织附属机构具有公认的医学技术，这些建议往往成为标准的治疗规则。有趣的是，许多致力于同某一疾病作斗争的全球卫生伙伴关系也开始发布相关的预防和治疗建议。即使是世界银行，也在治疗的标准与规则领域方面，尤其是在有效的卫生体系的建设和基础设施发展方面，发挥了很重要的作用。因此，尽管在全球层面上任何组织或团体都无法制定与疾病治疗相关的规则，全球卫生治理下的某些行为体已经具有足够的合法性和公认的专业技术来制定全世界医疗人员会自愿采用的疾病治疗规章制度。

正如前面章节中所指出的那样，尽管全球卫生机制并没有能够有

---

〔1〕　Young, *International Governance*, 27.

〔2〕　Confidential Interview: Government Representative to the World Health Organization (2005).

〔3〕　合作中心是指那些附属于世界卫生组织的实验室和研究所。它们"在信息、服务、研究及贸易方面支持国家卫生发展，参与强化国家资源"。http://www.who.int/kms/initiatives/whoccinformation/en/index1.html.

效地促进规则和制度得到遵守,但在某些领域,它们的影响已经大为加强。大多数国际卫生规则都是关于国家和医疗当局治理疾病爆发的方式,而且这些规则是以准则或建议的形式出现。如果政府当局和医学专家遵守组织性的指导,这将符合它们的最大利益。大多数情况下,如果各国不遵守这些指导,他们也不会受到正式的制裁。然而,在某些情况下,由于在其他国家疾病的蔓延,深受传染病之害的是其他行为体而不是疾病发源国。在这种情况下,那些有可能遭受疾病爆发的国家经常会对那些传染病肆虐的国家施加外交压力。近年来,世界卫生组织就批评了那些不遵守某些规则(特别是那些关于通报的规则)的不负责任的国家。

在过去的 10 年中,贸易机制的发展逐渐成为全球卫生治理体系中的一个明显的主要冲突。这种机制的发展不仅将阐明和制定知识产权规则,同时也将会使世界上的穷人能够公平地获得药品。正如第五章中所讨论的那样,自 1995 年开始,世界贸易组织中的发展中国家成员就已经通过游说来促使医药公司和发达国家遵守《与贸易有关的知识产权协定》中的特殊例外条款。《与贸易有关的知识产权协定》中的强制许可条款规定,各国在遇到公共卫生突发事件时可以绕过药品专利规则。这些例外条款的目的是为了保护公众健康。但由于某些拥有重要跨国制药公司的发达国家(尤其是美国),威胁要实行贸易和外交制裁,所以发展中国家在对此条款的使用方面受到了极大的限制。世界贸易组织中的发展中国家成员方与一些有影响力的非政府组织联合起来,迫使发达国家和其制药公司的支持者在 20 世纪末期的一些重要法律斗争中放弃了某些要求。获得必要药品的运动也直接影响了 2001 年发布的《多哈宣言》。该宣言强调了《与贸易有关的知识产权协定》中的例外条款,强化了《与贸易有关的知识产权协定》中的保护公共健康的部分。但是,此后美国寻求通过与发展中国家订立了绕过《与贸易有关的知识产权协定》的双边贸易协定,并将更严厉的专利规则囊括其中,这无疑有损于《与贸易有关的知识产权协定》本身。关于必要药品的辩论是全球卫生治理体系规则如何运作的一个有趣的例子。但显而易见,专利保护和药品获得问题之间还远未达到一种适当的平衡。因此,在可预见的将来,这也将继续成为全球卫生治理体系中的一个冲突领域。

通过对卫生治理机制中的各种行为体所使用的上述三种战略进行分析,有助于洞察这个机制的复杂而又颇具争议性的本质。当前的全球卫生治理情况杂乱无章,它由各种各样的行为体组成,它们有着不同的价值、利益和动机。对一些行为体而言,建立一个强有力的卫生治理体系的目标是降低传染病死亡率;在其他行为体看来是为了促进经济发展;有些行为体是为了免于传染病的威胁;而其他的行为体则是为了制定一个无碍于全球贸易和商品流通的卫生政策。各个行为体将根据其目标和价值偏好而选择使用不同的控制战略。

全球卫生治理的塑造因素

当前,全球卫生治理机制受到多种因素的影响,其中包括疾病的爆发率和模式、不同的病因的医疗知识及适当应对、信息技术的变化、行为体之间不同的利益模式以及卫生治理行为体运行的机制设置。下面将对这些因素展开讨论。[1]

疾病的爆发率和模式一直是卫生治理的一个非常重要的影响因素。19世纪初,当世界上大部分地区正在遭受或已经遭受到诸如霍乱或其他大规模的严重疫情时,关于全球卫生合作的谈判便已经开始。毁灭性的西班牙流感催生了第一个全球疾病监测体系,即在1952年建立的世界卫生组织全球流感监控网。天花的高死亡率和可怕的后

---

〔1〕　Obijiofor Aginarm, *Global Health Governance*: *International Law and Public Health in a Divided World* (Toronto: University of Toronto Press,2005),46-89.

果促成了 20 世纪 70 年代人类历史上第一次、也是唯一一次根除天花的努力。除此之外，目前艾滋病在全球的广泛传播对许多卫生援助倡议、治疗计划及药品和疫苗工程都起到促进作用。这些例子充分证明，卫生治理是对各种危机的被动式反应。关于疾病（尤其是高致死率的疾病）的治理活动是国际社会对疾病全球传播的反应和反思。

既然卫生专家和官员们要应对疾病的爆发，那么关于疾病模式的知识就直接改变了卫生治理的性质和状态。这一事实有助于我们理解近年来控制传染病的卫生治理活动在数量和强度上都如此扩展的原因。目前，我们正面临着传染病再次爆发的威胁。自 20 世纪 80 年代以来，新发疾病以每年一种的速度出现，如艾滋病和埃博拉病毒等。疟疾和肺结核等已有的疾病也正对现有的治疗产生抗药性。因此，这些疾病将会再次对全球人类的健康构成致命威胁。鉴于这一事实，传染病防治项目得到越来越多的关注和支持。

在过去几百年中，科技及医疗知识显著增长，我们对疾病和卫生知识的了解史无前例。医学专家现在有能力治疗那些曾经给人类文明带来浩劫的疾病，这不仅使得医学干预在技术上具有可行性，而且在道义上也具有必要性。缓解人类痛苦的技术能力使得世界卫生组织易于践行其最基本的原则，即健康是一项基本人权。

最初的卫生治理机制仅仅是一些关于入港船只的规则，这些落实且程度较弱的规则是为了防止疾病的传播。现在，既然我们已经有了治疗和控制疾病的知识和能力，疾病控制和治理活动的范围大为扩展，其范围涵盖了治疗疾病的卫生项目、疫苗研究和发放项目、教育倡议以及关于疾病防控建议的制定等。监测、援助及规则制定这三种战略都在不同程度上依赖于疾病防治的知识水平。如果没有足够的科学基础，该机制不可能得到扩展。

这里需要指出的是，尽管医疗知识是卫生治理项目的一项重要支撑，但它同样也限制了疾病治理方面的多边合作努力。原因在于，医疗知识的增长会使政府官员认为，仅凭他们自己就能够管理好本国民众的健康问题。20世纪,政府的卫生官员对防止疾病传入本国境内的能力越来越悲观,但对他们借助现代药物和公共卫生体系来控制本国疾病爆发的能力却愈发乐观,这种观念有时阻碍了多边合作的发展。

在前面关于疾病监测的讨论中已经指出,由于各国无法获得其他国家的疾病爆发信息,所以国际社会很少对在世界范围内控制突发卫生事件做出努力。只有当传染病信息技术的发展将透明度扩展到前所未有的程度时,关于疾病监测和控制疾病爆发方面的全球卫生合作努力才有可能得到进一步的发展。通过2003年的SARS危机可以看出,虽然政府可以在短期内阻止疾病信息的传播,但完全阻止相关信息的传播却越来越困难。

与许多国际观察家的看法相反,国际卫生合作始于一个冲突的政治环境之中。在20世纪后半叶的国际卫生会议上,发达国家和发展中国家在一些关键问题方面对立起来。虽然欧洲国家支持对疾病的国际传播进行控制,但它们却更关切如何保证船只和港口限制不对贸易造成影响。在另一方面,在实施针对西方船只和旅游者以及本国社会的规则方面,亚洲和中东的一些发展中国家希望能拥有自主权。卫生治理中的这种利益和价值冲突已经成为该机制的一个不变的特点。

当今时代,全球卫生治理体系的一个特点就是高度政治化。这主要是因为卫生治理与其他问题领域密切相关,尤其是在传染病控制方面。全球卫生政策的变化对其他治理领域产生很大的影响,如人权、贸易、经济发展和安全等。相反,其他领域的变化也会频繁影响到卫生治理方式。这就意味着,卫生机制内的行为体就必定对相关治理领域的问题十分敏感,反之亦然。由此看来,关于事关全球治理模式和性质的决策不仅仅取决于人类健康的促进因素,也取决于这些决策对全球政治的其他领域产生何种影响。因此,要想了解全球卫生政治的争议性质,就有必要了解是哪些不同的利益促使该领域和相关领域的行为体积极参与到全球卫生治理之中。

全球卫生治理的一个最重要的影响因素就是全球机制的制定。

在本世纪的大多数时候,制定国际政策的主导机构是国家、政府间组织或平时所指的"威斯特伐利亚国际秩序"。[1]毫无疑问,这些行为体将依然存在,但可以肯定的是,它们已经与非政府组织(或市民社会)以及将国家、政府间组织、非政府组织、私人行为体等连为一体的伙伴关系协作起来。

非政府机构数量的迅速增长也重塑了国际机制的秩序。两位曾经对非政府组织进行过分析的学者评论道:"国家依然是主要的构建者,但这种败多成少的新全球治理结构日益成为一种由多种发挥不同作用的力量所构成的工具。"[2]1900—2000 年,非政府组织的数量从6000 个增加到 26000 个,这一事实便使我们足以了解这一新的机构结构的规模。[3] 这种数量上的增长为非政府组织和各种全球卫生伙伴关系的影响打开了方便之门,也为各国日益将非政府组织作为援助发展中国家的渠道提供了方便。实际上,各国政府通过非政府组织向第三世界国家提供的帮助比通过政府自身直接提供的援助还要多。[4]

非政府组织的权力、资源及影响的增强基本改变了治理结构中的外交进程。目前,非政府组织也被视为合法的政策制定组织。那些由非政府组织参加的论坛也是当前治理领域的一大特色。哈罗德·贾科布森(Harold Jacobson)就此写道,国际组织"为这类合作提供了随时可用的框架,也设定了执行决议的程序,那些试图利用这些组织以实现某种目标的政府必须将这些程序考虑在内"。他还指出,各国深

〔1〕　Mark W. Zacher, "The Decaying Pillars of the Westphalian Temple: Implications for International Order and Governance," in James Rosenau, ed., *Governance without Government* (Cambridge: Cambridge University Press, 1992), 58-101; Fidler, "Constitutional Outlines of Pubic Health's 'New World Order'," 247-272.

〔2〕　P. J. Simmons and Chantal de Jonge Oudraat, *Managing Global Issues: Lessons Learned* (Washington, DC: Carnegie Endowment for International Peace, 2001), 664.

〔3〕　J. F. Richard, *High Noon: Twenty Global Problems, Twenty years to Solve Them* (New York: Basic Books, 2002), 48.

〔4〕　Ann M. Florini, "Lessons Learned," in *The Third Force: The Rise of Transnational Civil Society*, edited by Ann Florini (Washington, DC: Carnegie Endowment for International Peace, 2000), 228-229.

陷于国际组织网络之中，各国必须与别国协商并征得他国的同意，全球政治愈发受到上述两个方面的影响。[1] 该评论与罗伯特·基欧汉的观点相似。罗伯特·基欧汉认为，国际组织降低了不确定性和明确与落实合同的成本，也降低了合作的交易成本。[2] 这些概括性的观点与近年来国际卫生机制的激增所产生的影响明显相关。

全球治理研究的反思

尽管本研究主要是集中在卫生治理方面，但它也与广义的全球治理问题相关。本研究采取的路径和得出的结论也与国际政治中广泛的合作研究关系密切。其中最重要的有两点：首先，它重点描述了传染病的多边控制战略；其次，它意识到了政府和非政府组织的多重利益的重要性。在描述和解释卫生治理时，本研究找出并阐述了监测、援助及规则制定程序这三大战略。其他问题领域的研究将涉及那些机制所独有的不同战略。然而，在许多情况下，相似的策略也可用于许多机制之中。

关于卫生领域中疾病监测的讨论不仅说明它对卫生的重要性，对于其他问题领域亦是如此。如果政治行为体没有深入了解当前的国际相互依赖关系，他们就会将自己的使命禁锢于特定领域之中。在当今时代，科技进步促进了许多全球问题领域中的透明度。将来的全球治理研究应关注目前的监测职能的转变。我们还可以从最近的全球卫生治理活动中总结出国际援助项目方面的普遍经验。需要特别指出的是，该政策领域中的政治创新表明了整合政府行为体与非政府行

---

　　〔1〕　Harold K. Jacobson, *Networks of Interdependence : International Organizations and the Global Political System* (New York：Knopf，1984)，418.

　　〔2〕　Robert Keohane. "International Institutions：Two Perspectives," *International Studies Quarterly* 32 (1988)：386.

为体的优势所在。几乎可以肯定的是，由于存在如此众多的合作性项目和机制，政府和非政府官员都越来越重视公私伙伴关系方面的经验。

该研究还着重强调了一些影响到全球治理活动的规则制定问题。最重要的一点就是，大量规则的制定关系到建议或指导原则的发展，即通常所称做的"软法"的发展。这些建议有时包括对有害物质或行为传播的控制，但它们也常常推广一些互利的做法。在与政府行为体的合作中，不断增加的非政府组织使许多专家汇聚一堂，他们制定各种国际机制，极大地促进了这种有利做法的推广。尽管"软法"已经在许多国际问题领域的规则制定方面占据主导地位，但是那些以合法的约束规制和相应惩罚措施形式而存在的"硬法"依然是治理领域中的一个重要特点。若有些问题领域要发生变化，如知识产权领域，那么就需要重新制定相关的国际条约。而在其他一些问题领域，"点名并羞辱"这一战略的应用在影响行为体遵约行为方面相当有效。有趣的是，许多不同的组织都促进了"硬法"和"软法"的落实。例如，政府间组织就使用了"点名并羞辱"的战略。非政府组织活跃于诸多治理领域，尤其在卫生和环保方面。它们通过公开批评政府、开发银行、私有商业行为体的行为，发挥了重要的监督作用。虽然观察家们往往忽视这类机构的监督作用，但这类机构在很多事关社会福利问题政策领域却非常重要。

上面一部分解释了如何使用卫生领域的治理战略以分析其他国际问题。该研究在全球治理中之所以具有广泛的适用性，其中一个原因就在于它分析了当前多边主义的本质。该研究的中心在于，为什么在应对国际问题的过程中，国际机制选择了与单边主义和双边主义相对的多边主义？显而易见，各种政治行为体之所以采取多边主义的路径，原因各异。因此，很有必要对贯穿于前面章节中的明显趋势加以总结和强调。当行为体意识到，只有诸多政府和非政府行为体采取适当的政策才能解决某些问题时，它们通常会采用多边主义。例如，为了确保那些程序和技术能够有效地促进信息交流,目前所有或大部分国家都采用了适当的疾病监测程序。同样,许多国际问题的解决都需各国和各组织的共同努力。也就是说,有效的治理需要资源的汇聚。就突发疾病的控制和大规模的卫生基础设施改革项目而言,确实如此。只有受到许多具有代表性的行为体的支持,国际规则和国际援助计划才有可能被认为具有合法性。这一点是对多边主义的一个很重要的支持。捐助者往往希望合法地参与国际合作,这不仅是因为他们想得到受援者的支持,而且他们还想得到那些对资助项目作出贡献的本国居民的支持。对于公、私行为体而言,他们所关心的是如何在诸多行为体中赢得人道主义声望。

卫生治理领域的失败和差距显而易见。几十年来,尽管许多医疗专家都拥有治疗麻疹和疟疾等疾病的知识和能力,但每年都有 1500 多万人死于这些疾病。有些疾病本来很容易被预防或治疗,但是依然有成百万上千万的人遭受本可避免的疾病折磨。原因就在于,私营制药公司从经济上不愿意研发那些治疗使穷人们饱受折磨的疾病所需要的药品,因为他们太穷,无力支付这些药品。全球卫生调查表明,由于医疗基础设施薄弱、政府腐败、药物价格高昂等原因,全球有多达 20 亿人得不到有效的药物治疗。这些严重的问题强调了解决卫生治理中失败问题的必要性。本研究也强调了全球卫生治理对世界各国人民的生活改善所具有的促进作用。为了应对药品和疫苗研发中所出现的市场失败问题,出现了诸如"被忽视的药品倡议"等药物研究项目。麦地那龙线虫病根除项目就是一个成功的例子,它使这种折磨人们上千年的疾病的发病率减少了 99%。"全球疫情警报与反应网络"的建立表明,在关于疾病爆发的消息到达世界卫生组织的 24 小时内,疾病爆发控制小组就能到疫区,对病人进行治疗,并且控制疾病的传播。促进麻疹防疫、发放蚊帐来抵抗疟疾等针对儿童的更有效的卫生项目的开展,使得儿童的死亡数量在 2006 年首次降到 1000 万以下。[1] 尽管卫生治理体系还很不完善,但为控制传染病而做出的努力之多却是史无前例。我们生活在一个相互依存的时代,这就意味着,不管一个国家或地区多么强大和富裕,它都无法单枪匹马地保护自己免受传染病的威胁。我们必须继续团结起来,应对各种疾病的威胁,否则,我们注定要因病相连。

---

〔1〕 "Child Mortality 'At Record Low'," BBC Article, September 13, 2007, http://news. bbc. co. uk/2/hi/health/6992401. stm.

附录 A

表 1   根据平均每年疾病感染数量而排列的疾病

很多(超过 10 亿)	
幽门螺旋杆菌	40 亿(1.2 亿表现出症状)
乙型肝炎	20 亿(3.5 亿表现出症状)
肺结核	20 亿(800 万表现出症状)
蛔虫病	12.5 亿
十二指肠病	10 亿
流感病毒	10 亿(300 万—500 万重例)
多(1 亿—10 亿)	
疟 疾	30 亿
大肠杆菌	21 亿
血吸虫病	20 亿
丙型肝炎	17 亿
志贺氏杆菌	16.5 亿
轮状病毒	12.5 亿
淋巴丝虫病	12 亿
中等(100 万—10 亿)	
登革热	5000 万
艾滋病	3950 万
百日咳	3200 万
伤寒症	2200 万
人乳头状瘤病毒	2000 万
麻 疹	2000 万
盘尾丝虫病	1800 万
锥虫病	1700 万
利什曼病	1200 万
梅 毒	1200 万
狂犬病	1000 万

肺炎链球菌	700 万
弯曲菌病	240 万
甲型肝炎	150 万
少(5 万—100 万)	
流行性脑脊髓膜炎	50 万
口颊坏疽	50 万
非洲锥虫病	45 万
拉沙热	45 万
麻风病	41 万
黄热病	20 万
霍　乱	15.5 万
乙型脑炎	5 万
很少(少于 5 万)	
麦地那龙线虫病	3.2 万
布鲁里溃疡	2.5 万
斑疹伤寒	1.2 万
军团病	1 万
白　喉	8500
腮腺炎	3500
瘟　疫	2000
非典型肺炎	<1000
里夫特裂谷热	<1000
落基山斑疹热	<1000
埃博拉出血热	<1000
脊髓灰质炎	<1000
立百病毒	<1000
汉坦病毒	<1000
马尔堡出血热	<1000
西尼罗河脑炎	<1000
炭疽病	<1000
禽流感	<1000
回归热	<1000

表 2　根据每年导致的死亡数量而排列的疾病

很多(100万—300万)	
艾滋病	290万
肺结核	170万
志贺氏杆菌	110万
疟　疾	100万
肺炎链球菌	100万
多(10万—100万)	
轮状病毒	74万
丙型肝炎	60万
乙型肝炎	50万
口颊坏疽	45万
大肠杆菌	38万
流　感	37.5万
麻　疹	34.5万
人乳头状瘤病毒	30万
百日咳	25万
伤寒症	20万
梅　毒	12.5万
中等(2万—10万)	
蛔虫病	6万
利什曼病	5.7万
非洲锥虫病	5万
流行性脑脊髓膜炎	5万
狂犬病	4.5万
黄热病	3万
登革热	2.2万
少(100—2万)	
血吸虫病	1.5万
脑　炎	1.5万
美洲锥虫病	1.3万
霍　乱	0.5万
拉沙热	0.5万
斑疹伤寒	550
白　喉	350
瘟　疫	200

很少（每年少于 100 例死亡）
汉坦病毒
落基山斑疹热
炭疽病
禽流感
埃博拉出血热
甲型肝炎
军团病
马尔堡出血热
流行性腮腺炎
立百病毒
脊髓灰质炎
回归热
里夫特裂谷热
非典型肺炎
西尼罗河脑炎
不致命的疾病
布鲁里溃疡
弯曲菌病
麦地那龙线虫病
幽门螺旋杆菌
十二指肠病
麻风病
淋巴丝虫病
盘尾丝虫病

表 3   发达地区和发展中地区的主要疾病

发达地区和发展中地区
炭疽病
弯曲菌病
大肠杆菌
汉坦病毒
幽门螺旋杆菌
甲型肝炎
乙型肝炎

丙型肝炎
人乳头状瘤病毒
流　感
乙型脑炎
流行性脑脊髓膜炎
腮腺炎
百日咳
狂犬病
落基山斑疹热
轮状病毒
非典型肺炎
肺炎链球菌
梅　毒
肺结核
西尼罗河脑炎
仅在发达地区
军团病
仅在发展中地区
非洲锥虫病
蛔虫病
禽流感
布鲁里溃疡
锥虫病
霍　乱
登革热
白　喉
麦地那龙线虫病
埃博拉出血热
十二指肠病
拉沙热
利什曼病
麻风病
淋巴丝虫病
疟　疾
马尔堡出血热
麻　疹
立百病毒

口颊坏疽
盘尾丝虫病
瘟　疫
脊髓灰质炎
回归热
里夫特裂谷热
血吸虫病
志贺氏杆菌
伤寒症
斑疹伤寒
黄热病

表 4　疫苗和药物的可适用性

能得到有效疫苗和药物治疗的疾病
炭疽病
白　喉
甲型肝炎
人乳头状瘤病毒
乙型脑炎
流行性脑脊髓膜炎
百日咳
狂犬病
肺炎链球菌
能得到有效的疫苗但没有药物或治疗的疾病
乙型肝炎
腮腺炎
脊髓灰质炎
黄热病
能得到有效的药物或治疗但没有疫苗
非洲锥虫病
蛔虫病
布鲁里溃疡
弯曲菌病
霍　乱
登革热

埃希氏菌属
幽门螺旋杆菌
十二指肠病
军团病
利什曼病
麻风病
淋巴丝虫病
疟　疾
口颊坏疽
盘尾丝虫病
瘟　疫
回归热
落基山斑疹热
轮状病毒
血吸虫病
志贺氏杆菌
肺结核
梅　毒
伤寒症
斑疹伤寒
禽流感
麦地那龙线虫病
埃博拉出血热
汉坦病毒
艾滋病
流　感
拉沙热
马尔堡出血热
立百病毒
里夫特裂谷热
非典型肺炎
西尼罗河脑炎

表 5　致命率

疾　病	每年发病率	每年死亡率	致命率
艾滋病	400 万	300 万	100％
口颊坏疽	50 万	45 万	90％
禽流感	＜1 万	＜100	72％
埃博拉病毒	＜1000	＜100	50％—90％
瘟　疫	2000	200	50％—60％
立百病毒	＜1000	＜100	50％
汉坦病毒	＜1000	＜100	35％
乙型脑炎	5 万	15000	30％
马尔堡出血热	＜1000	＜100	25％
黄热病	20 万	3 万	15％
非典型肺炎	＜1000	＜100	11％
非洲锥虫病	45 万	5 万	11％
肺炎链球菌	700 万	100 万	10％—30％
里夫特裂谷热	＜1000	＜100	10％—20％
流行性脑脊髓膜炎	50 万	5 万	10％
军团病	1 万	＜100	5％—30％
西尼罗河脑炎	＜1000	＜100	4％—11％
斑疹伤寒	12000	550	4％
白　喉	8500	350	4％
落基山斑疹热	＜1000	＜100	3％—5％
霍　乱	15.5 万	5000	3％
伤寒症	1700 万	60 万	3％
回归热	＜1000	＜100	2％—10％
麻　疹	3500 万	75 万	2％
人乳头状瘤病毒	2000 万	30 万	1.5％
梅　毒	1200 万	12.5 万	1％
拉沙热	45 万	5000	1％
乙型肝炎	20 亿	50 万	＜1％
肺结核	20 亿	200 万	＜1％
蛔虫病	12.5 亿	6 万	＜1％
百日咳	3200 万	25 万	＜1％
流　感	10 亿	37.5 万	＜1％
疟　疾	3 亿	100 万	＜1％
埃希氏菌属	2.1 亿	38 万	＜1％

疾　病	每年发病率	每年死亡率	致命率
血吸虫病	2 亿	1.5 万	<1%
甲型肝炎	150 万	<100	<1%
丙型肝炎	1.85 亿	60 万	<1%
志贺氏杆菌	1.65 亿	110 万	<1%
轮状病毒	1.25 亿	74 万	<1%
锥虫病	1700 万	1.3 万	<1%
登革热	5000 万	2.2 万	<1%
利什曼病	1200 万	5.7 万	<1%
狂犬病	1000 万	4.5 万	<1%
腮腺炎	3500	<100	<1%
骨髓灰质炎	<1000	<100	<1%
布鲁里溃疡	2.5 万	不详	不详
幽门螺旋杆菌	40 亿	不详	不详
十二指肠病	10 亿	不详	不详
淋巴丝虫病	1.2 亿	不详	不详
盘尾丝虫病	1800 万	不详	不详
弯曲菌病	240 万	不详	不详
麦地那龙线虫病	7.5 万	不详	不详
麻风病	53.4 万	不详	不详

附录 B

疾病概览

下文即将提到的疾病信息主要来源于世界卫生组织和疾病控制中心。大部分信息源于世界卫生组织和疾病控制中心的事实数据库，分别在以下两个网站可以查询：http://www. who. int/mediacentre/factsheets；http://www. cdc. gov/az. do。同时，为使某些章节更加完整，我们也参考了世界卫生组织的《世界卫生报告》，特别是 1996 年至 2003 年之间的报告，还有医学研究所在 2003 年出版的《微生物对健康的威胁》。具体每一种疾病的信息来源在随后的引证中都有说明。在信息出现分歧的时候，我们以世界卫生组织的来源为准。接下来对这些疾病加以描述（以英文名称首字母为序）。

非洲锥虫病（睡眠病）

非洲锥虫病和拉丁美洲的锥虫病相关，它有两种变体，分别是东非锥虫病和西非锥虫病。诱发这两种变体的寄生虫有微小的差别，但都是通过舌蝇叮咬传播的。这种疾病会引发高烧、头痛和睡眠紊乱。感染东非锥虫病且未受到治疗的个体将会在几周内死亡，而西非锥虫病的致死时间会长达几个月或者几年。世界卫生组织估计，在 36 个锥虫病流行的非洲国家中，出现过 30 万—50 万的感染病例（实际报道的数目远远小于这个估测，大约只有 4 万病例，但是由于缺少有效的监测，所以大多数的病例都不会被发现和报道），其中每年的死亡人数达到 5 万。感染这种疾病且未接受治疗的个体死亡率达到 100％。在出现感染症状后立即采用药物治疗,效果非常明显。但是药物治疗需要伴随几年的定期医院检查,这对于卫生保健设施落后的农村感染人群来说很不现实。到目前为止,仍然没有防止这种疾病的疫苗。

20世纪60年代,在流动医疗小组的系统监控和治疗下,非洲锥虫病几乎已被根除。但是随着这个项目的成功,监控和保护措施也逐渐停止,这种疾病在非洲的很多地方又开始出现并滋长。自20世纪70年代开始,每几千人中就有几百人感染。21世纪初,监控措施重新实行,通过全球卫生伙伴关系的行动,上报的病例数目开始下降。

炭疽病

炭疽病是由炭疽杆菌引起的。炭疽病最初是在牛羊一类的牲畜身上发现的,人接触病畜和摄食病畜都会被感染。炭疽杆菌的特点是它能够产生感染孢子,而这种孢子可以在环境中存活几年到几十年,直到它们找到宿主。因此,另一种感染途径就是直接接触炭疽孢子。实际上,在2001年的10—11月,通过美国邮政系统传送的炭疽孢子就被作为一种恐怖生物武器而臭名远扬。[1]

这种疾病有三种感染形式:皮肤感染、呼吸道感染和肠胃感染。这三种方式都会导致感染个体出现发高烧、发冷以及咳嗽、嗓子痛等流感症状。皮肤感染是在人类中最常见的传染形式。细菌通过伤口或受伤器官进入人体,进而感染人体。被感染的病人在没有得到治疗的情况下,死亡率高达20%;如果得到适当的治疗,死亡率可降低到1%。呼吸道感染,即感染者通过吸入孢子感染,死亡率最高,接近75%。肠胃感染,即感染者摄食了感染炭疽病毒的牲畜的肉,根据治疗情况,死亡率在25%—60%之间。目前,治疗炭疽病已有很好的药物,而且科学家也研制出了有效的疫苗。

蛔虫病

蛔虫病是人类最常见的寄生虫病,在任何一个卫生条件恶劣或者

---

〔1〕 "Publishing the Anthrax Genome," *Economist*, May 1, 2003.

把粪便作为肥料的地方都可以发现。绝大多数病例都在发展中国家，在发达国家的感染率仅占不到 1％。食物和土壤颗粒中携带的寄生虫蠕虫被人们不知不觉摄入体内，感染小肠。每年全世界范围内大约有12.5 亿人感染，其中大约 6 万人死亡。据估计，美国每年感染蛔虫病的人有 400 万，主要是在美国东南部。这种疾病在发达国家几乎从来不会致命。

死亡可能发生在感染最初的几周或几个月内。有一种药物能够彻底杀死蛔虫卵，从而治疗这种疾病。蛔虫病主要发生在药物匮乏和卫生保健基础设施薄弱的农村地区。尽管这些地区有一些简单的防范知识，但蛔虫病的发生率一直没有大的改观。减少疾病的发生率，降低发展中国家疾病的负担，净化水源，重视卫生教育，是当务之急。

禽流感

一个多世纪前，禽流感被公认为是一种影响所有鸟类的病情严重且传染率极高的疾病。20 世纪 90 年代，引起禽流感的流感病毒发生了变异，致使这种疾病在禽类与人之间传播。人类第一例禽流感病例的报道于 1997 年出现在香港。到疾病被控制住时，已有 18 人感染，6人死亡。截止到目前，9 个亚洲国家被报道爆发过禽流感，同时禽流感也被传到了俄罗斯以及中亚、东欧和南非。最近爆发的禽流感发生在2004 年 1 月的香港，到 2004 年秋季，报道病例有 44 人，其中死亡 32人，创造了空前高的死亡率，超过 70％。到 2007 年 2 月，人类确诊的禽流感病例总人数为 271 人，其中死亡 165 人。

目前，接触病禽是禽流感传染的唯一途径，人际之间不会传播。但是，很多科学家都在担忧，禽流感病毒是否会再次变异，导致在人际间发生直接传播。如果那样的变异真的发生，伴随如此高致死率的流感群，这一世界性的疫情将导致上百万人的死亡。虽然禽流感的发病率很低，但是其高致死率、缺少权威的药物以及疫苗的难以研制，这些都是引发人们担忧的最主要原因。另外，不完善的监控系统致使对禽流感的控制难度大大加剧。到目前为止，控制其传播的最主要的方法就是大规模屠杀被感染的家禽。大多数的家禽都是由发展中国家的贫困农民饲养的，他们没有通报禽流感爆发的动机，因为他们不想大规模屠杀自己的家禽。

布鲁里溃疡

布鲁里溃疡是一种细菌感染疾病，细菌产生的毒素破坏细胞组织，降低免疫系统功能。如果不进行治疗，大面积的皮肤及部分骨骼可能会被毒素破坏，虽然不致命，但是会导致毁容或者残疾。对于它的传染渠道，人类还知之甚少。粗略估计有 2.5 万例感染者。另外，关于这种疾病在发展中国家盛行的推断，还缺乏可信的证据。据了解，这种疾病对西非潮湿地区的妇女和孩子影响很大，而且这种病菌在非洲、拉丁美洲、亚洲和西太平洋地区的近 30 个国家都存在。有一种基因疫苗可以提供非常有效的保护，手术移除皮肤上的感染源小瘤是目前唯一有效的治疗措施。鉴于农村地区通报的病例较少，关于这种疾病目前的发展趋势还不明朗。

弯曲菌病

弯曲菌病是一种人类中非常常见的细菌感染病，每年都导致 240 万人感染。该疾病是由那些存在于被污染的生食、不干净的水以及生牛奶中的病菌所致。它会引起胃肠感染、痢疾和呕吐。尽管致死率很低，但依然会导致体质弱的个体及免疫系统受损的感染个体死亡。先天性免疫缺陷病患者和艾滋病患者需要非常小心这种疾病，尤其是在非洲。通过合理的药物治疗，患者便可以康复。这种疾病多发于药品匮乏的发展中地区。

尽管医学技术在发展，弯曲菌病却正在成为一个世界性的问题。在发达国家，这种病的患病人数在近 20 多年中，特别是在 1990 年之后，一直在持续增长。新的病株被发现，以前的病株对传统用于严重病例的抗菌素产生了抗药性。世界卫生组织的统计数字表明，弯曲菌病对发展中国家 5 岁以下儿童的健康构成的威胁最为严重。专家认为,在这个群体中,每 10 万人中就有 4 万—6 万人发病。同时,发达国家 5 岁以下的儿童当中,发病率估计达到每 10 万人中有 300 人。

恰加斯氏病

恰加斯氏病,也被称做美洲锥虫病,是一种被吸血昆虫传染的寄生虫病。少部分的患者在被感染之后,立即会出现发热、淋巴腺肿胀及肺脾胀大的症状,年幼的患者在这个阶段可能死亡。大部分情况下,感染者在几个月甚至几年的时间内,都没有症状,但随着寄生虫攻击并损坏患者的内部器官,病情会慢慢恶化。

在 21 世纪美洲的中部和南部,恰加斯氏病影响了 1600 万—1800 万的人。虽然这种疾病的致死率相对较低,但是仍然造成每年 13000 人的死亡。患者出现相应症状后,若能尽快接受药物辅助,将会得到有效的治疗。但是,目前还没有防止这种疾病的疫苗。致力于针对以昆虫为传播媒介的疾病的控制项目在降低疾病负担方面做得非常成功。自从 20 世纪 60 年代启动了控制项目以来,感染病例数量一直处于下降态势。世界卫生组织制定了 2010 年根除恰加斯氏病的目标。

霍　乱

19 世纪,霍乱在亚洲和欧洲造成了严重的卫生问题。事实上,它也催生了 19 世纪末期的首次国际卫生会议。从 1817 年到 19 世纪末,共爆发了六次大规模的霍乱疫情,这些疫情传播源头均源于印度,霍乱在该国已有几百年的历史。大多数疫情致使几百万亚洲人和欧洲人在国际贸易和迁移的途中失去生命。其中引起疾病传播的主要路线是,从印度到俄罗斯以及从俄罗斯到西欧邻国。穆斯林教徒前往圣地(即如今的沙特阿拉伯)也是造成疾病传播的一个主要原因。

在 18 世纪 80 年代初,霍乱病菌被分离了出来。不久之后的研究发现,不纯净的水源是霍乱病菌的滋生地。人类的粪便进入水源造成水源污染。饮用被污染的水就会生病。霍乱会引起肠胃感染,并伴随着呕吐及严重的腹泻,如果不采取治疗措施,在几天甚至几个小时内就可能导致脱水、死亡。霍乱患者可以通过简单的再水合疗法进行治疗,包括口服补液盐。一些抗生素可以降低疾病的持续时间。目前有两种在一定时段内十分有效的口服疫苗,前往疫区的旅行者经常被建议服用该疫苗。2004 年 1 月,瘟疫高发区莫桑比克(非洲东南部国家)第一次大规模地接种疫苗来控制霍乱的爆发。在 20 世纪之前,25%—50% 的霍乱感染者都被认为会死亡。但是今天,只要采取合适及时的治疗措施,霍乱的死亡率已经可以被降低到 1%。比如,1991年拉丁美洲爆发了霍乱,40 万感染人群中,只有 4000 人死亡。但 1994 年后卢旺达危机时爆发的霍乱中,在刚果民主共和国难民营中感染霍乱的 48000 人中,有 23800 人死亡。[1]

霍乱病菌在发展中国家还在不断地爆发,并且已经被传播到西非和拉丁美洲的一些国家。多亏了现代科技中的污水分离这一有效治疗方法的发现,便利的交通可以使卫生工作人员在更短的时间内到达疫区,防止和治疗疾病比以前容易了很多。然而,对于那些缺乏有效的污水处理技术和完善的卫生保健体系的国家而言,霍乱依然是一个非常严峻的卫生问题。世界卫生组织公布的数据表明:每年有 11万—20 万的病例,其中死亡病例达 5000 人。尽管如此,世界卫生组织估计这个数据仅是实际数据的 5%—10%。[2]

登革热

登革热通过埃及斑蚊在人际间传播。它由四种不同但有亲缘关系的病毒引起。它会引起严重的类似流感症状,一般不会致死。登革出血热是一种潜在致命的登革热病毒感染并发症,会引起高烧、抽搐、

---

[1] WHO, *Global Epidemics and Impact of Cholera*, (Geneva: WHO, 2001). http://www. who. int/topics/cholera/impact/en/.

[2] Kelley Lee and Richard Dodgson, "Globalization and Cholera: Implications for Global Governance," *Global Governance: A Review of Multilateralism and International Organizations* 6:2 (2000):213—236.

大量出血。人们对登革热波及范围的猜测存在很大的出入。大部分的统计数据表明，世界范围内有接近 5000 万的登革热患者。根据病情严重程度和采取治疗措施的差异，死亡率在 1％—20％之间。复合疗法对登革热有很好的疗效，但目前还没有有效的疫苗。

消灭传播病菌的源头母埃及斑蚊是预防登革热的一种有效方式。这种蚊子生活在城市地区，随着越来越多的人向城市迁移，与这种蚊子的接触也随之增多。正因为如此，20 世纪到 21 世纪，患登革热的人数持续上涨，并且在之前从未出现过的国家也开始肆虐。到目前为止，登革热已在 100 多个发展中国家和发达国家中流行，其中最猖獗的地区是东南亚和太平洋西部。

白　喉

白喉是一种细菌感染，通过飞沫传播。它有两种类型，分别是呼吸道白喉和皮肤白喉，但只有前者是严重的健康威胁，会引起嗓子疼，对心肌和心血管造成损害。目前，每年平均有 8500 人感染呼吸道白喉，其中 200—500 人死亡。然而因为白喉具有高传染性，一旦开始蔓延，感染人数会急剧上涨。如果不采取任何治疗措施，患者会在一周内死亡，死亡率将接近 20％。即使采取治疗措施，5％—10％的患者也难逃死亡。因此，控制白喉，人们目前更倾向于借助一种特效的疫苗。在人们未接种疫苗的发展中国家和东欧，白喉的传染被控制在一个相对较小的人口范围内。消除白喉是世界卫生组织的一个扩展免疫计划，世界上只有近 20％的人口没有接种过疫苗，仍然存在感染白喉的危险。白喉一旦爆发，在未接种疫苗的人群中，几千人中就有几百人会感染，就像是 1994—1995 年间的苏联和 1996 年的泰国和老挝。但是自从 19 世纪 40 年代到 20 世纪 50 年代，大规模接种疫苗之后，白喉的发病率总体出现下降趋势。

麦地那龙线虫病（几内亚蠕虫病）

麦地那龙线虫病是一种影响了人类 1000 年的寄生虫病，它不会

致命,但会使人致残。微小的水蚤是寄生虫幼虫的宿主,人类饮用被
小水蚤污染的水引起感染。在人体宿主中,幼虫变成蠕虫,进入人的
皮下组织,造成严重的肌肉和关节疼痛。蠕虫通常在患者感染一年
后,通过患者的脚离开患者身体,同时伴随剧痛、发烧和呕吐。当前,
在撒哈拉沙漠以南的一些非洲国家,每年有大约 1.1 万人感染麦地那
龙线虫病(主要发生在苏丹和加纳)。尽管没有有效的药物和疫苗,但
通过筛网过滤器滤掉水源中的感染源水蚤,可以很容易地防治麦地那
龙线虫病。另外,可以用一种很廉价的杀虫剂来消灭麦地那龙线虫的
幼虫。20 世纪 80 年代,在印度次大陆、东南亚、中东局部地区和非洲
出现了上百万的麦地那龙线虫病患者。因卡特中心、世界卫生组织、
美国疾病控制中心和许多其他合作伙伴为根除麦地那龙线虫病所做
出的努力,目前除撒哈拉沙漠以南的非洲少数国家以外,麦地那龙线
虫病几乎已被彻底根除,其发病率一直处于下降态势。

埃博拉病毒出血热

和马尔堡病相关的埃博拉病毒是已知的最致命的疾病之一。它
会导致患者严重的出血热,造成患者体内和体外大量出血。无论是否
采取治疗措施,埃博拉病毒出血热的死亡率都在 50%—90%之间。患
者在感染 2—3 周后就会死亡。人们相信,直接接触患病动物或患者
的血液、体液、皮肤都会造成传染。到目前为止,这种病局限于一些非
洲国家,包括刚果共和国、苏丹、加蓬、科特迪瓦、乌干达和扎伊尔。[1]
因为这种病的高传染性,患者必须被隔离,护理人员和病人接触的时
候,也必须采取非常严格的预防措施。

埃博拉病毒首先于 1976 年出现在苏丹和刚果共和国。在过去的
30 年中,世界卫生组织统计共发生过 17 次爆发。其中一些隔离了感

---

[1]　该疾病首先于 1989 年在美国弗吉尼亚州的瑞斯顿的一批出于研究目的而进口的
猴子身上被发现。幸运的是,瑞斯顿的埃博拉病毒被证明不会导致人类疾病。详见 Richard
Preston, *The Hot Zone: A Terrifying True Story*,(New York: Random House,1995).

染病例,只造成一人感染;最大的一次爆发发生在 2000—2001 年间的
乌干达,造成 425 人感染,224 人死亡。从埃博拉病毒被发现后,共有
1850 人感染,1200 人死亡。由于对这种病的起因和特征的相关知识
较为匮乏,加上极高的致死率,尚无有效的医学治疗,使埃博拉病毒成
为当代健康的重大忧患。考虑到生物恐怖主义的威胁,人们对它更是
毛骨悚然。一旦它被释放,不仅患者本身会大规模死亡,如果爆发的
谣言被传播,令人战栗的埃博拉病毒将会引起广泛的恐慌和混乱。这
绝对不是杞人忧天。1994 年,日本奥姆真理教曾遣送一批医生和护士
前往苏丹,试图找到埃博拉病毒并将其带回日本,使其变成一种生化
武器。尽管这次图谋以失败告终,但这次事件突出了诸如埃博拉这样
的疾病对全球卫生和安全构成的威胁。[1]

大肠埃希菌(大肠杆菌)

尽管大部分的大肠埃希菌菌群是无害的,但少数菌群对人的健康
仍构成威胁,比如一种叫做肠出血性大肠埃希菌的菌类。摄入生肉、
生牛奶或被污染的食物都会引起大肠埃希菌的感染,相应出现痉挛性
腹痛、抽搐和呕吐等症状。大部分感染者一般不经过住院治疗会自动
恢复健康,但是在某些情况下,大肠埃希菌感染会对人的健康造成非
常大的危害,对于小孩和老人来说,甚至是致命的。严重的患者在发
病几个星期后便会死亡。大肠埃希菌是一种世界流行病。据估计,每
年由其引发的疾病达 2.1 亿,死亡人数约 38 万。这种病于 1982 年在
美国首先被发现,但目前绝大多数的患者都在发展中国家,而且发病
率仍在增长。这种疾病只有通过服药进行再水合治疗,目前还没有一
种被普遍认可的疫苗。

人类汉坦病毒肺综合症

人类汉坦病毒肺综合症是由新鲁便病毒引起的。新鲁便病毒于

---

〔1〕　Kyle B . Olson, "Aum Shinrikyo: Once and Future Threat," *Emerging Infectious Diseases*. 5:4 (1999):514.

1993 年在美国西南部大爆发之后被发现。1995 年秘鲁的大规模爆发引起了人们对这种疾病的高度重视。感染疾病的啮齿类动物(通常是袋鼠)粪便在空气中变成烟雾状固体颗粒,人们吸入这种固体颗粒就会发病。患者在患病前期出现发热、头痛、发冷等症状,后期肺部积液并造成呼吸困难。

目前世界的很多地方都发现了新鲁便病毒,20 世纪 90 年代之后,美国的南部和北部曾出现过大规模的爆发。在世界范围内,每年约有150 人感染,有 40—60 人的患者在染病的几天内死亡。尽管一些药物可以缓解症状,但还没有专门的疫苗和治疗方法来治疗这种疾病。从发现这种病至今,发病率一直维持在较低水平。

幽门螺旋杆菌

幽门螺旋杆菌又称幽门螺杆菌,主要存在于人的胃和十二指肠中。它是目前所知的唯一一种能在胃的强酸环境中存活的微生物。经过 20 年的长期研究,人们发现幽门螺旋杆菌是胃道病、胃炎和十二指肠炎的主要祸首,会产生胃痛、恶心和食欲不振等并发症。据估计,全球有 2/3 的人口,接近 40 亿人,感染幽门螺旋杆菌,使其成为对人类影响最大的疾病。幸运的是,超过 70% 的感染者因为自身免疫,并无临床症状。幽门螺旋杆菌感染并非致命,但是对于免疫系统受损的患者或者同时患有其他疾病的患者以及在卫生保健措施和疫苗供给困难的地区,这种疾病具有致命性。

幽门螺旋杆菌遍及全球,估计 70% 的感染者来自发展中国家,25%—30% 的感染者来自发达国家。在发达国家,老龄人是易感染群体。在贫困国家,感染者遍布于各个年龄段。感染主要是通过口—口和粪—口在人际间传播。因此,良好的个人卫生习惯是预防幽门螺旋杆菌的最佳措施。因为缺少有效的治疗措施,感染很可能会与患者终生相伴,而最好的治疗措施就是疫苗。由于大部分的疾病目前都是靠疫苗来治疗,病菌产生抗药性是一个越来越令人担忧的问题。

肝　炎

肝炎就是肝脏发炎。五种肝炎病毒（甲型、乙型、丙型、丁型、戊型）对肝脏的损害程度各不相同，但是出现的症状是相似的：黄疸、疲劳、呕吐及腹痛。同时，它们的感染途径和致死率也不尽相同。相比于其他的病，肝炎的波及面更广，世界上很多人都感染过某种形式的肝炎。[1]

甲肝通过摄入被人类排泄物污染的水源和食物而引起，很少致死。大多数的甲肝患者有自身免疫并无临床症状。尽管如此，全世界已经有150万感染者出现临床症状。主要受影响的地区是卫生设施落后的发展中地区。目前有四种疫苗可以预防这种疾病，但世界卫生组织并不推荐这种做法。这是因为，在甲肝高发地区，实际上所有人在小时候就接触过这种疾病，在出现症状之前就产生了自身终身免疫。但对于在少儿时期没有接触过肝炎病毒的人，则存在感染后出现临床症状的危险。因此，去疫区的旅行者通常被建议接种疫苗。目前，感染之后还不存在有效的治疗药物。

乙肝通过体液传染，通常是通过性行为和共用针头传播。慢性的肝炎可能会引发肝癌。世界人口的1/3大约20亿人是乙肝病毒携带者，每年有接近50万的患者死于乙肝。慢性乙肝主要发生在亚洲和非洲。乙肝的疫苗发现于1982年，虽然存在治疗的药物，但疫苗被认为是控制疾病的最经济的方法。在2000年，有116个国家参与了乙肝疫苗免疫计划，世界卫生组织成员正在努力增加这个数字。因为这个计划的实施，近年来，乙肝患者的数量呈急剧下降趋势。

丙肝通过接触患者的血液传播，通常是通过未经筛选的输血、与吸毒者共用针头或者卫生保健机构重复使用未经充分消毒的针头传播。慢性丙肝会引起致命的肝硬化。统计数字表明，全世界有1.7亿

---

[1]　丁型和戊型肝炎导致的疾病相对较少，这里不做讨论。

丙肝患者。与乙肝不同的是，每年有接近 300 万—400 万的人感染丙肝，且感染人数呈增长趋势。高达 80% 的患者会发展成慢性肝炎，而慢性肝炎的死亡率大约是 1%。目前存在一些可以治疗丙肝的药物，但费用非常高，这不利于占全球病例 65% 的发展中国家获得这些药物。

钩虫病

生活在被污染土壤中的钩虫幼虫刺破皮肤进入人体，使人感染钩虫病。钩虫在人体宿主内成熟之后，附着在肠壁上吸取人的血液，造成贫血、痢疾和消瘦，一般不会致命。超过 10 亿的寄生虫患者出现在发展中国家，幸运的是它并不致命。钩虫病在热带和亚热带地区比较盛行。在南欧、亚洲的北部地区和南美洲部分地区都发现了患者。尽管存在有效的药物，但在医疗卫生设施和财力匮乏的地区，许多患者仍无法得到治疗。人们为降低钩虫病流行地区的发病率做了许多尝试，但在过去的几十年中，效果不佳。

人体免疫缺陷病毒/免疫缺陷综合症(HIV/AIDS)

虽然人们现在已经知道，19 世纪 50 年代后期在非洲就有人死于艾滋病，但是直到 1981 年它的存在才引起人们的重视。经过过去 20 年的广泛研究，人们发现艾滋病是由人体免疫缺陷病毒（艾滋病毒）引起的。这种病毒会慢慢破坏人体免疫系统的重要组成部分血细胞，最终导致患者的免疫系统过于薄弱而无法抵御危险疾病的侵袭。抗逆转录病毒疗法的出现降低了病毒的威力，提高了患者的生活质量，延长了艾滋病毒转化成阳性的时间。

艾滋病毒通过体液进行传播，其中最主要的传播方式是性行为、共用针头和血液传播，也可以在怀孕期间通过母婴传播。尽管人们试图通过性教育来降低艾滋病的发病率，但艾滋病的发病率仍然处于上升的趋势。每年有 400 万—500 万人的艾滋病毒转化成阳性。最新研究表明，许多新的艾滋病患者都是儿童，他们从母亲那里感染了病毒。

目前有接近 3950 万的艾滋病毒携带者呈阳性,其中 300 万人死于与艾滋病相关的疾病。

死亡率并不能精确地表明艾滋病给世界所带来的灾难,因为艾滋病毒/艾滋病对劳动群体的体力削弱是一个缓慢的过程,往往需要经过许多年才会危及性命。但是艾滋病对于发展中国家的经济冲击是毁灭性的。此外,艾滋病会对发展中国家的社会结构造成很大影响,因为它会导致整代艾滋病孤儿的出现。世界卫生组织对艾滋病孤儿作如下定义:15 岁之前母亲或者双亲因为艾滋病而死亡的孩子。世界卫生组织之前预测,到 2010 年,全世界将会有 4100 万艾滋病孤儿。

艾滋病患者目前在全世界的分布情况如下:大约 66.5% 的患者分布在撒哈拉以南非洲地区,16% 分布在南亚和东南亚,4% 分布在拉丁美洲,3.8% 分布在东欧和中亚,2.5% 分布在东亚和太平洋地区,2.5% 分布在北美洲,1.5% 分布在北非和中东,1.5% 分布在西欧,1.2% 分布在加勒比海地区,另外 0.04% 分布在澳大利亚和新西兰。[1] 这一分布相对准确,但医学专家担心,因为很多国家的报道和检测存在误差,所以实际数字会远大于这个数字。

人乳头状瘤病毒(人类乳突病毒)

人类乳突病毒是包含 100 多种不同菌种的病毒群。一些人类乳突病毒通过皮肤传染,会引起普通的良性皮肤疣。大约 30% 的人类乳突病毒通过性传播。通常情况下,感染个体并无临床症状,并且会产生自身免疫。但是一些高危人类乳突病毒会诱发癌症,如子宫癌、阴道癌、肛门癌、阴茎癌等;其他低风险的人类乳突病毒可能引发生殖器疣,但是随着时间的推移,不需治疗便可以自动痊愈。

据估计,世界范围内有 2000 万人至少是一种人类乳突病毒的感染者。每年会导致 50 万人患子宫癌,造成大约 30 万人死亡,是世界

---

〔1〕　WHO, *World Health Report* 2004: *Changing History* (Geneva: WHO, 2004), Chapter 1.

上女性癌症患者的第二大死因。接近80％的子宫癌患者被认为发生在发展中国家。所有的人类乳突病毒损伤伤口都能治疗,癌症也并不是无药可治。跟发展中国家相比,发达国家的患者更容易得到治疗。最近,一种针对这种病毒的疫苗通过了测试,如果能在全球范围生产,它将大幅度降低感染率。

流行性感冒

流感是主要由甲型、乙型和丙型三种不同类型的病菌引起。流感最初源于中国南部的农场,通过人畜传染。因为流感具有高传染性及通过空气传播的特征,流感的爆发可能会在几周内波及全世界。流感病毒通常会导致高烧、头痛、呕吐和浑身无力等症状。每年有成百上千万的流感患者,有300万—500万重症患者,造成25万—50万人死亡。多年以来,流感患者的数量比较稳定,大约每30年到40年,流感盛行时就会出现爆发峰值。死亡的患者一般为幼儿、老人和长期虚弱的病人。每个世纪都会出现几次大规模的流感,并伴随极高的死亡率。例如,发生在1918—1919年间的大流感造成大约2000万人死亡,这是历史上最严重的一次流感爆发事件。[1]

流感是一种真正全球传播的疾病。每次爆发都可以在世界上的任何一个国家找到病例。药物可以缓解流感症状,但是更广泛的建议是接种疫苗。不幸的是,每年都需要新的疫苗。随着病毒不断地变异,前一年的疫苗对于新的变异病毒会完全失效。正因如此,世界卫生组织流感监测网在进行持续的研究,以便研制一种有效的疫苗。该网络接受来自世界范围内的100多个医药中心的报告。

---

[1] 关于1918年流感所导致的死亡人数的估计变化较大,从2000万到1亿不等。尽管精确的数字不得而知,但是哪怕是最低的数字之高也令人震惊。超过了"一战"(1500万)和"二战"(1600万)造成的死亡人数。详见:Gina Kolata, *Flu: The Story of the Great Influenza Pandemic of 1918 and the Search for the Virus That Caused It* (New York: Farrar, Strauss, and Giroux, 1999), 7-9.

乙型脑炎

乙型脑炎由病毒引起。它通过蚊虫在人和牲畜（特别是猪和鸟）之间传播，引起头痛和脑组织损伤。目前，在亚洲、中亚、印度次大陆以及澳大利亚每年通报的病例高达 5 万例（世界卫生组织认为，由于很多病例并未通报，实际数字将远远大于这个数字）。每年通报的乙型脑炎死亡患者达 1.5 万人。患者感染后几周之内就会死亡。现在有多种疫苗已经上市。但是因为疫苗价格非常昂贵，所以疫苗接种并不普遍。人们目前正在研制一种更安全、更经济的疫苗。随着该病毒地域的不断扩展，每年通报的乙型脑炎患者病例越来越多。

拉沙热

拉沙热是由于人接触存在于食物或家居用品中啮齿类动物排泄物而感染的病毒性疾病。它的伴随症状是发烧、头痛和腹泻。严重的情况下会出现肺积水和大脑机能障碍。在西非，每年有 30 万—50 万的患者，造成 5000 人死亡。患者通常在染病几周内死亡。目前存在有效的治疗药物，但必须在感染疾病后尽快使用。然而在西非通常是不可能的。拉沙热局限于西非，但发达国家也出现了一些病例，他们通常是去西非旅游的游客。自从 1950 年这种疾病被发现以后，它的发病率相对稳定。

军团病（军团杆菌病）

军团病是由接触存在于被污染的水源产生的水雾里的病菌感染疾病。空调系统通常是水源污染的罪魁祸首。症状是发烧、体寒、咳嗽。到目前为止，这种疾病主要存在于发达国家，偶尔会在游轮上爆发。每次爆发可能会造成 40—150 人感染。全球估计每年有约 1 万例军团病感染者。自 20 世纪 60 年代第一次发现军团病以来，有效且易得的药物大大降低了这种疾病的致死率。如果不进行治疗，致死率则高达 30%。

利什曼病

利什曼病是一种由感染的沙蚤叮咬而传播的寄生虫病。有四种类型的利什曼病,但其中只有内脏利什曼病对人的健康构成威胁。它会引起发烧、脾肺肿大和贫血。目前每年大约有 1200 万利什曼病患者,造成大约 5.7 万人死亡(其中大部分死于内脏利什曼病)。由于寄生虫正在对药物产生抗药性,现行的药效正在降低。目前还没有有效的疫苗。

在过去的 10 年中,利什曼病的发病率处于上升趋势,每年被报道的内脏利什曼病的新病例就高达 50 万。从农村到城镇的移民、滥伐森林、乱建房屋等造成的环境破坏使人们有更多机会接触到传播疾病的祸首——沙蚤。目前,在 88 个国家出现了这种流行病,覆盖了非洲、亚洲、欧洲、南美和北美等地区。受内脏利什曼病影响最大的五个国家包括孟加拉国、巴西、印度、尼泊尔和苏丹。

麻风病

麻风病,是一种通过口鼻吸入飞沫传播的细菌病。与大多数的观点相反,麻风病并不是一种特殊的易传染的疾病。目前全球大约有 50 万麻风病患者,且很少人因其丧命。多药合并疗法替代了传统的氨苯砜药物疗法,使得现在的麻风病非常容易被根治。目前,麻风病只存在于发展中国家,80%以上的患者出现在东南亚,8%在非洲,6%在美洲。在地中海东部和欧洲也偶尔会有个别病例。

非政府组织和许多国家的政府一直通过捐赠大量药物来支援麻风病肆虐的国家,这些药物足够所有的患者用几年。世界卫生组织估计,在过去的 20 年里,这项行动使大约 1200 万患者受益并康复。1985 年,有 122 个国家把麻风病当做公共卫生问题,并采取了有效措施;108 个国家根除了麻风病。麻风病患者的数量每年都在降低,但要彻底根除这种疾病则需要更多的教育。由于缺乏麻风病知识,很多发展中国家的农村地区的患者羞于就医或者害怕就医。另外,因为对于传染的过度担忧,很多麻风病患者遭到他们所在群体的排斥,并且一旦病情严重就拒绝治疗。因此,任何根除麻风病的尝试都必须以消除对麻风病的误解为前提。

淋巴丝虫病(象皮肿)

淋巴丝虫病是一种寄生在人体淋巴系统内的微小蠕虫引起的寄生虫病,它通过蚊虫传播。长时间的染病会引起四肢和生殖器官肿胀,破坏肾和淋巴系统。在发展中国家,每年有将近 1.2 亿患者,其中 1/3 发生在印度,1/3 发生在非洲,剩余的散布于东南亚、太平洋和美洲地区。尽管淋巴丝虫病会让人非常虚弱,但很少引发死亡。目前已有药物治疗,但必须在患者患病早期使用才能发挥疗效。在农村人口向城镇迁移的过程中,人们跟蚊虫的接触增加,使得发病率处于上升的趋势。

疟　疾

疟疾是一种困扰了人类上千年的瘟疫,它造成的人类死亡数目比任何其他的传染病都多。事实上,"有史以来,一半以上的人类死于疟疾。它造成的死亡比所有的战争、饥荒和其他瘟疫加在一起还要多"。[1] 疟疾由四种不同的寄生虫引起,通过疟蚊传播,伴随疲劳、头痛、呕吐和发烧等症状。目前每年约有 3 亿人感染疟疾,100 万人死亡(通常是在染病几周内)。疟疾覆盖几乎所有的发展中国家,主要集中在撒哈拉以南非洲地区,那里约占新发病人数及死亡人数的 90%,大量的死亡患者都是贫困农村地区的小孩。

最早被发现的治疗疟疾的药物是从树皮中分离出来的奎宁,它在 16 世纪被西方探险者带回欧洲。20 世纪 30 年代,奎宁被大量的抗疟疾药物所取代;二战以后被氯喹所取代。目前,由于寄生虫对这些药物产生了抗药性,对抗疟疾的任务依然艰巨。20 世纪 40 年代,二氯二

---

〔1〕 Andrew Nikiforuk, *The Fourth Horseman: A Short History of Epidemics, Plagues, Famine and Other Scourges* (Toronto: Viking Press, 2001), 25.

苯三氯乙(滴滴涕)的发明对人类对抗疟疾起到了重要的推动作用,滴滴涕可以杀死传播疾病的蚊虫。但是,因为滴滴涕对环境存在潜在的威胁,目前很多国家都禁止使用或出口滴滴涕。当前,人们正在致力于研制出一种有效的疫苗,其中研究主体是"疟疾疫苗倡议"和"全球疫苗免疫联盟"。

马尔堡出血热

马尔堡出血热是一种源于非洲的出血热,目前发现的病例还很少。但是它具有高致命性和高传染性,所以引起人们很大的关注。这种病毒感染和埃博拉病毒有关系,会引起腹泻、发烧、呕血和皮肤脱落。它会在感染几周内导致患者死亡。住院治疗可以缓解症状,但是目前还没有针对治疗这种疾病的药物。病毒通过灵长类动物传播给人类,再通过飞沫在人与人之间散布。目前人类所知的大爆发仅发生过两次。1967 年,为了研制小儿麻痹症疫苗,几只非洲绿猴子被从乌干达运到德国和南斯拉夫。37 名直接和间接接触到这些猴子的人染病,其中 7 人死亡。1999—2000 年,在刚果民主共和国发现 18 名感染者,其中 12 名死亡。第一次爆发使人们认识到实验室动物的国际交易带来的威胁,并开始对其给予特别关注。

麻　疹

麻疹历来是世界上最致命的疾病之一。它由病毒引起,该病毒通过飞沫或喉鼻分泌物在人际之间传播。麻疹的症状为乏力、发烧、咳嗽,并出现红色皮疹和大片的斑点。麻疹能在几周到几个月内致人死亡。目前有 3000 万—4000 万人感染麻疹,2005 年大约有 34.5 万人死于麻疹。绝大多数的死亡病例是 5 岁以下的儿童。麻疹仍是世界上最致命并需要接种疫苗预防的疾病之一。目前,麻疹几乎只在发展中国家流行,96％的病例都发生在非洲,但发达国家也偶有病例。治疗麻疹已有比较有效的药物,特别是在 1963 年出现了高效的疫苗。疫苗很安全,并且价格不贵(每剂 0.15 美元)。在治疗疾病方面,大量的接种被认为是一种经济高效的方法。然而,广泛的推广预防项目仍存在很大障碍。最重要的是,注射疫苗的过程需要大量的高技术医疗人员进行督导,如果针管需要再次使用,需要密切关注其他疾病的传播,比如说肝炎和艾滋病毒。因此,世界卫生组织正与美国疾控中心、美国红十字会和比尔·盖茨夫妇基金会合作,致力于雾化疫苗的研发,这是 2010 年消除麻疹免疫预防的一个主要障碍。

流行性脑脊髓膜炎

脑膜炎是一种脑髓和脊髓周围组织的感染。它源于病毒性和细菌性的感染。它通过鼻腔和喉腔黏液传播,症状包括高烧、头疼、呕吐及畏光。由于这些症状和流感症状极其相像,所以常被误诊,从而导致了很高的致死率。由细菌感染引发的脑膜炎会导致大脑损伤和失聪。5%—10% 的脑膜炎患者会在 24—48 小时内死亡。全世界约有 50 万病例,每年大约有 5 万人死于此病。在过去的几十年里,尽管大规模的爆发会导致偶然的发病高峰,但发病率相对稳定。它在世界各地都会发生,但大多数病例发生在撒哈拉以南非洲地区。现在已有非常有效的药物和疫苗可供使用。

腮腺炎

腮腺炎由腮腺炎病毒引起,这种病毒是通过飞沫、直接接触和唾液在人际间传播。目前每年有 1500—5000 人感染腮腺炎。这种疾病极其致命。腮腺炎曾是非常严重的卫生问题,但随着医疗卫生和高效疫苗的发展,年均发病率已经大大降低。迄今为止,已有 5 亿人注射了疫苗,已有 120 个国家把实施防疫作为国民预防项目的一部分。这些项目使得腮腺炎的发病率呈现出很大的下降趋势。

立百病毒

立百病毒通过病毒感染。该病毒通过猪或其他人传染,人们普遍认为猪和人是通过蝙蝠感染了此病。1999 年,立百病毒在马来西亚首次爆发,造成 265 人感染,105 人死亡(少数新加坡的病例是由从马来西亚进口的猪所引起）。2004 年，第二次立百病毒爆发发生在孟加拉国，立百病毒类似病毒致使 22 个病例中的 17 例死亡。死亡往往发生在首次感染后的 2—3 周内。目前，对于此病尚无治疗药物和疫苗。

口颊坏疽

口颊坏疽是一种令人恐惧的肉腐性疾病。它由一种来源不明的细菌引起。这种疾病感染 1—5 岁的儿童。早期症状表现为口部生疽和牙龈出血。此后是脸部软硬组织的迅速毁坏，同时细菌破坏病人的肌肉和骨头。

口颊坏疽曾经在全球范围内爆发。至 20 世纪，卫生设施和体系的进步使得此疾病在欧洲和美国消失。现在，此病仅仅在非洲南部的贫苦农村地区的孩子中爆发，因为那里卫生和营养标准很差。据估计，每年大概有 50 万感染病例。由于这种疾病主要感染那些无法得到卫生保健的人，报道的数据估计只是冰山一角。如果不给予治疗，此病的致死率将高达 90％。因此，每年大概有 45 万儿童在感染此病几周后死亡。如果在疾病早期加以治疗，高效和比较便宜的抗生素就可将其治愈。如果置之不管，治疗会变得越来越困难，集中的牙科手术成为唯一的治疗选择。在这一阶段，少数的幸存者可能会不可避免地遭受永久且严重的毁容。

盘尾丝虫病（河盲症）

盘尾丝虫病由蠕虫引起，这种蠕虫通过黑苍蝇的叮咬在人际间传播。症状包括皮疹、皮肤损害和视觉损伤。世界上有 1800 万病例，其中 99％爆发在非洲南部。早期治疗的药物价格十分昂贵，主要药物是双氢除虫菌素，它能在疾病早期杀死幼虫。主要的预防策略是根除非洲高发区的黑苍蝇。世界卫生组织实施的非洲盘尾丝虫病控制项目使得盘尾丝虫病的发病率有所下降。

百日咳

在过去几百年中，百日咳是导致大量死亡的一种疾病。它由细菌引起,并通过咳嗽在人际间传播。症状是持续的咳嗽、肺炎、癫痫和大脑损伤。在发展中国家,有 2400 万—4800 万人感染此疾病,每年有 20 万—30 万人死亡。尽管致命率很高,大量的接种项目使得百日咳病例大大减少。世界上将近 80% 的人注射了百日咳疫苗,并且已有消除该疾病的抗生素。

瘟　疫

瘟疫这个词常常被不恰当用来指称那些导致大量人口死亡的所有传染病。我们常用这个词语来表示能使许多人致命的任何疾病的爆发,这个事实恰恰表明了在过去的 2000 年里,瘟疫是多么的令人恐惧。瘟疫由细菌引起,在人际间有三种主要的传播形式:肺炎、腺鼠疫和败血病。肺炎瘟疫最为致命。它通过被感染的跳蚤的叮咬传播,而跳蚤从感染此疾病的啮齿类动物那里被传染。肺炎在人际间通过飞沫传播。它的症状是腺体肿胀、发烧、头痛和虚弱。它能使感染者迅速死亡。腺鼠疫只是通过被感染的跳蚤的叮咬传播。它会引起相似症状,但是没有肺炎致死那么迅速。败血病由跳蚤叮咬引起,跳蚤的叮咬使得瘟疫杆菌直接进入病人的血液。败血病是人类瘟疫最少见的形式,它也是最致命的。

目前,世界上大概有 2000 个瘟疫病例,每年有 200 人死亡。瘟疫常常发生在发展中国家,其中约 90% 的病例发生在非洲。然而,在发达国家包括美国在内,也有少数的感染和死亡病例。疫苗常常只是给可能感染疾病的研究者和卫生工作人员使用。由于瘟疫爆发具有地理上的限制,所以疫苗没有得到广泛推广。此外,在瘟疫爆发之后,有许多高效的抗生素能治愈瘟疫,其中最重要的是链霉素和四环素。再者,杀虫剂减少了瘟疫的潜在携带者老鼠的数量。

公元 5 世纪以前,瘟疫几乎成为导致欧洲人和亚洲人死亡的一个主要原因。5—17 世纪,瘟疫成了一个主要"杀手"。瘟疫造成了公元 5 世纪东罗马帝国 1/3 人口的死亡。公元 14 世纪,瘟疫致使亚洲

2500 万人死亡，欧洲 2500 万人死亡（仅在 1346－1350 年这四年之间）。之后的流行病主要是黑死病，它使得 1/3 的欧洲人口死亡。欧洲最后一个主要的流行病发生在 17 世纪中期，此后瘟疫在欧洲国家只引起了比较小的健康问题。[1]

近期，引人关注的是 1994 年在印度苏拉特爆发的瘟疫。该瘟疫的爆发引起了当地居民的恐慌和国际关注。幸运的是，该瘟疫没有大范围传播，也没有造成大量的人口死亡。它导致约 500 人感染，其中约 50 人死亡。

脊髓灰质炎

脊髓灰质炎是一种病毒性疾病，它通过食用被人类排泄物污染的水和食物而感染。前期症状是发高烧、头痛和呕吐；严重的病例会导致全身终生瘫痪。患者在几小时或几天内症状会变得很明显。5％—10％的最严重病例会导致窒息死亡。历史上，该病例由于数量成千上万，脊髓灰质炎已成为一个全球性卫生问题。经过了根除此病做出的大量努力，病例数量在 20 世纪末急剧下降。事实上，从 1988 年后，脊髓灰质炎的发病率已下降了 99％。2005 年，四个脊髓灰质炎流行的国家包括尼日利亚、印度、阿富汗和巴基斯坦，仅有 1951 个确诊病例。病例的急剧减少很大程度上归功于乔纳斯·索尔克（Jonas Salk）医生和阿尔伯特·沙宾（Albert Sabin）医生，他们在 19 世纪 50 年代首次研发出了脊髓灰质炎疫苗。由于防疫项目的大量推广，西半球已经无脊髓灰质炎出现。几年后，脊髓灰质炎在中国、欧洲和西太平洋地区也被根除。

狂犬病

狂犬病是一种病毒性疾病，它通过动物的叮咬传给人类，特别是

---

[1] Norman F. Cantor, *In the Wake of the Plague: The Black Death and the World It Made* (New York: Perennial Books, 2002); Frederick F. Cartwright and Macheal D. Biddiss, *Disease and History* (New York: Baines and Noble, 1972), 29.

通过被感染的动物的唾液。一旦症状出现,狂犬病对人和动物来说都是致命的。确切的病例数不得而知,因为症状出现的时候该病的致死率是 100%。因此,任何有可能染上狂犬病的人都需要服用解毒剂,不必等待确认病毒的存在。据世界卫生组织报告,每年 1000 万人注射抗狂犬病药物。尽管如此,每年大约仍有 4 万—5 万人死于狂犬病。这就表明,很多人并没有得到必要的药物。狂犬病遍布全球,但是死亡案例主要集中在亚洲和非洲地区。由于疫苗项目的广泛实施,在发展中国家病例数已经大大减少。在过去的几十年里,发展中国家的病例率仍相对稳定。

回归热

回归热由细菌引起,细菌通过虱或蜱传给人类。虱传回归热由回归热包柔氏螺旋体引起,蜱传回归热是由赫姆斯氏包柔氏螺旋体引起。这两种病的症状相似,病人都有肌痛、恶心、头痛、腹泻及频繁性发热等症状。如果不予治疗,通常有 2%—10% 的感染者会死亡。但是,当疾病在卫生条件恶劣、缺乏医疗设施的地方爆发时,致死率可能会高达 50%。如果合理治疗,此病并不是致命的。虱传回归热主要出现在卫生条件差的地区,如贫民窟、军营和难民营等。与该病本身相比,它的变异更容易爆发并带来很大灾难。该疾病在地理上仅限于非洲、亚洲和美国。蜱传回归热变体发生在美国西北部,在那里,病媒蜱相当流行。

在 21 世纪早期,回归热因其成千上万的病例而成为一个严重的卫生问题。由于对病媒控制的加强和高效药物的研发,该疾病产生的威胁已经明显变小。事实上,自 1999 年起,世界卫生组织已经宣告了虱传回归热的终结。而每年蜱传回归热在美国北部偶有爆发,近年来报告的病例趋于 1—6 个,且无死亡病例。

裂谷热

裂谷热由被感染的动物直接传给人或者通过蚊子叮咬传给人。

它会引起低烧、腹痛、呕吐、腹泻，并伴随肝肾功能失调，还有可能转变成导致死亡的黄疸病。它还偶尔可能导致病变，引发眼、脑水肿和出血热。它遍及非洲南部地区，最近蔓延至中东地区（可能是由于进口的动物受到感染）。2000 年，该病在沙特阿拉伯和也门有两次大规模的爆发。在沙特阿拉伯爆发的裂谷热造成 453 人感染，致使 95 名患者死亡。在也门爆发的裂谷热造成 1087 人感染，121 人死亡。1997—1998 年，在肯尼亚爆发的裂谷热导致 300 多人死亡。后来，这种疾病传播到邻近的索马里，在那里也引起了大规模的爆发。裂谷热致死率很高，在出现症状几天后就会致死，也没有有效的疫苗和治疗方法，所以它引起了国际社会的重视和关注。

落基山斑疹热

落基山斑疹热由通过虱叮咬传给人类的细菌引起。症状包括发烧、恶心和皮疹。1896 年，它首次在美国爱达荷州出现，此后蔓延到美国的西部和南部。每年的病例数在 250—1200 人之间，每年大约造成 10—20 人死亡。患者在几周或几天之内死亡。此类患者可以服用有效的抗生素来治疗。在过去的几十年中，该病感染率保持稳定。

轮状病毒

轮状病毒由人体摄入被人类粪便或感染者的呼吸道黏液污染的水或食物而引起。它主要对儿童产生影响，会引起腹泻、呕吐和脱水。事实上，在发达国家和发展中国家，轮状病毒是导致儿童腹泻和脱水的首要原因。每年大概有 1.25 亿例感染者，造成大约 60 万—87.5 万人死亡。感染者在几天或几周之后就会死亡。该疾病遍布全球，但是死亡病例主要发生在发展中国家。轮状病毒防疫计划和全球疫苗免疫联盟正致力于研发一种有效的疫苗。只有研发出这种疫苗，才能采取包括抗生素和补液疗法的治疗。

非典型肺炎

非典型肺炎由通过飞沫和亲密接触而在人际间传播的冠状病毒

引起。发病症状是高烧、咳嗽和呼吸困难。严重病例会发展成为肺炎。它在 2002 年底源于中国。普遍认为可能是通过果子狸和貉狗感染此疾病。至 2003 年 7 月爆发结束,约 8000 人感染,其中将近 1000 人死亡。死亡人群主要集中在老年人,感染者在几周后就会死亡。此病的显著特征是它具有地域的广泛性。中国大陆和香港地区的感染者将它传播到东南亚的许多国家和加拿大,并不断传播到其他地方。最终,非典型性肺炎传播到了 32 个国家。目前并无治疗药物,也没有相应的防御疫苗,但是有些药物能够缓解其发热和咳嗽症状。[1]

血吸虫病

血吸虫病是由于寄生蠕虫进入人体肠道而引起的。这些蠕虫源于生活在水中并在水中排泄幼虫的蜗牛。当人类在被感染的水中洗澡或游泳时,幼虫被吸入皮肤并植入人体内部器官。此疾病的表现形式有两种:尿道血吸虫病和肠道血吸虫病。尿道血吸虫病会引起疼痛、尿血,还可导致膀胱癌。肠道血吸虫病会导致肝脾肥大和肠道损伤。在发展中国家,每年大约有 2 亿人感染此疾病,每年大约有 1.5 万人死亡。目前已经研发出了治疗该疾病的有效药物,但是在发展中国家的患者常常无法得到这些药物。血吸虫病主要发生在非洲。

21 世纪早期,治疗血吸虫病的药物成本下降,大约每剂 0.20 美元。鉴于这种情况,很多组织正在致力于对患者的治疗,营建更多的清洁的厕所,以减缓和阻止出现新的突发病例。

志贺氏杆菌

志贺氏杆菌由细菌引起,该细菌通过与被感染人直接接触或被污染的食物传给人类。它会导致痢疾和脱水。在发展中国家,每年大约

---

[1] David P. Fidler, *SARS, Governance, and the Globalization of Disease* (London: Palgrave Macmillan, 2004); National Advisory Committee on SARS and Public Health, *Learning from SARS: Renewal of Public Health in Canada* (Ottawa: Health Canada, 2003).

有 1.65 亿人感染此病，其中约 110 万人死亡。被感染者在感染后几周内死亡。目前已有能够治愈此病的抗生素，由于该疾病产生了耐药性，因而导致抗生素的药效正在下降。这种耐药性导致病例数大大增加，出现新病例不断出现、现有的病例无法治愈的现象。

天　花

在过去的几千年里，天花是人类的主要杀手之一。在过去的两个世纪中，由于人类医学研究的进步，天花成为唯一一个被根除的主要疾病。天花由天花病毒引起，有重型天花和轻型天花两种形式。前者的致死率高达 30％，后者的致死率为 1％。在 16—18 世纪，天花是一种极其致命的疾病，它使欧洲大约 20％ 的人死亡，并且它是导致 90％ 的从墨西哥到南美洲的印第安人死亡的罪魁祸首。

天花通过直接接触或者飞沫在人际间传播。它会导致发烧、咳嗽、对内部器官的损伤、失明甚至死亡。它还会导致典型的皮疹，并可能发展成为疱疮；当疱疮结痂消失后，病人会留下深深的永不消退的麻子。

1796 年，一位名叫爱德华·詹诺尔（Edward Jenner）的英国医生发现了一种牛痘疫苗，最后表明这种牛痘能够有效阻止天花的传染。这种疫苗比其他疾病的疫苗足足早了 1 个世纪。在 20 世纪，天花疫苗的利用率稳定增加，冰箱的发明为疫苗的储存提供了便利。19 世纪 50 年代至 70 年代，有效的国际合作使得天花在 1977 年被彻底根除。目前，引起疾病的病毒仅存在于美国和俄罗斯的实验室。在自然界里，天花病毒已被根除。天花病毒得以消除的一个主要因素是病媒的消亡。诸如动物、昆虫和寄生虫等宿主和病媒的存在增加了根除这种疾病的难度。[1]

---

[1] Sheldon Watts, *Epidemics and History: Disease, Power, and Imperialism*, (New Haven, CT: Yale University Press, 1997), chapter 3; Donald Hopkins, *Princes and Peasants: Smallpox in History* (Chicago: University of Chicago Press, 1983).

肺炎链球菌(肺炎球菌)

肺炎链球菌引起的疾病已成为一个全球公共卫生问题。肺炎链球菌会导致轻微的疾病,如鼻窦和眼部感染;它也会引起一些危及生命的感染,如肺炎、脑膜炎、骨髓炎和脑脓肿等。据粗略估计,每年有 700 万人感染肺炎链球菌。相当多的病菌携带者仍保持健康。然而,由于它每年导致大约 100 万人死亡,所以对全球公共卫生构成了严重威胁。发展中国家的孩子,特别是 5 岁以下的孩子,最有可能死于该疾病。此外,发达国家的老年人也容易受感染而引起严重的致命疾病。

传统情况下,抗生素(特别是青霉素)能够成功地用于治疗肺炎链球菌引起的疾病。然而,细菌的抗药性正急剧增长,因此建议广泛使用有效的疫苗。

梅　毒

梅毒是一种通过性传播的病毒性疾病。在发病初期的几周之内,仅仅表现为疼痛症状。第二阶段,疾病会在 3—12 个月蔓延到任何地方,发展为皮疹、发烧、淋巴结肥大、头痛和肌肉痛。第三阶段发生在自最初阶段之后一年,症状是失明和痴呆。目前大约有 1200 万人感染此疾病,每年有 10 万—15 万人死亡。自从青霉素于 1943 年诞生之后,治疗此病的高效药物已经产生。大多数病例存在于发展中国家,但是在工业化国家也有大量的病例。

据说梅毒是在 16 世纪从加勒比海传到欧洲,又迅速传播到东欧和亚洲。目前梅毒已成为世界范围内的卫生关切疾病。在过去几年中,北美洲的发病率已经在持续下降。然而,俄罗斯和苏联其他地区的发病率正在逐渐增加。

肺结核

肺结核是由结核分枝杆菌芽孢杆菌引起的细菌性疾病。这种杆菌通过由空气传播的飞沫传给人类。症状表现为胸痛、发烧和持续的剧烈咳嗽。世界上大约有 20 亿人是这种杆菌的携带者,其中每年有大约 800 万人出现症状，每年造成 200 万人死亡。患者通常在症状出现几年之后就会致死。卡介苗是治疗肺结核的一种疫苗，但是由于副作用较大，成效令人质疑，这种疫苗还没有推广。

肺结核主要流行于发展中国家，在工业化国家特别是在东欧也偶有出现。历史上，这种疾病是造成工业化国家人口死亡的一个主要疾病。19 世纪，美国和欧洲超过 1/4 的死亡都是由肺结核造成的。这种疾病在贫困和卫生条件差的地区，如贫民窟和难民营尤其严重。20 世纪，随着生活水平的提高，发达国家肺结核的发病率大大降低。目前，在发展中国家和发达国家，发病率再次上升，主要基于以下两个原因。

第一，许多肺结核细菌对常用的药物产生了抗药性，这就使得该疾病的治疗变得艰难。标准的肺结核的疗法是多药物疗法，或称为"短程直接观察治疗"（DOTS），这种疗法需要 6—8 个月的时间。肺结核病的抗药性之所以出现，部分原因就在于病人在症状消退之后，没有遵守"短程直接观察治疗"的原则而停止了用药，没有完成 6—8 个月的药物疗程。治疗的不彻底使得一些结核病菌仍然停留在感染者体内，这些病菌对药物产生了抗药性。在发展中国家和苏联的监狱中，抗药性的增强是因为受害者无法获得必要的药物。抗药性的结核病有两种：多重耐药性结核病和广泛耐药性结核病。多重耐药性结核是多重的抗药性结核病。这个变体能抵抗治疗肺结核病的一线药物，但是能通过二线药物进行治疗。只是二线药物需要长时间服用，价格昂贵并有较强的副作用。广泛耐药性结核病是由服用治疗肺结核和多重耐药性结核的药物不当而产生的，它有极强的抗药性，这种变体对一线药物和二线药物都有抗药性，这使得治疗的选择极大受限。广泛耐药性结核存在于 27 个国家，其中包括加拿大、日本和挪威等发达国家。

肺结核发病率增长的第二个原因就是艾滋病的出现。健康人感染肺结核后不会生病，但是艾滋病感染者的免疫系统受损，他们的机体对肺结核没有抵抗性，致死率很高。因此，艾滋病感染患者容易发展成为肺结核活性病例，这使得艾滋病和肺结核病成为严重的卫生问题,特别是在这两种疾病都肆虐的非洲。

伤寒症

伤寒症源于细菌感染。人通过饮用被伤寒沙门氏菌感染的饮用水而感染。此病会引起高烧、头痛和恶心。目前世界上大概有 1700万病例,每年大约造成 60 万人死亡。如果得不到合适的药物治疗,10％的感染者会死亡。如果得到适当的治疗,死亡率不到 1％。在感染此病几周至几个月后,感染者可能会死亡。该病目前只存在于发展中国家。但是在过去,该病也是发达国家卫生条件差的地区的一个主要问题。有趣的是,在布尔战争中,英国军队中有 1.3 万人死于伤寒症,而死于战场上的人数为 8000 人。随着医学的进步,特别是氯霉素的发明,大大降低了伤寒症的死亡率。然而在 19 世纪 70 年代,耐药菌株的出现导致了严重问题。目前虽有疫苗,但是药效有限,它只有两年的有效期。现在,新的疫苗在疾病流行的地区推广使用,但是只有 35％—45％注射疫苗的人才能免于感染该疾病。

斑疹伤寒

斑疹伤寒不同于普通伤寒病,它是由一种细菌引起的传染病,该病菌通过被感染的跳蚤传给人类。它会引起发烧、肌肉痛,最后会产生遍布全身的黑斑。这种病通常发生在极其贫穷和生活条件恶劣的地区。因此,该病常常发生在军营和难民营。根据流行爆发情况的不同,目前全世界有 7000 至 1.7 万个病例,每年都有成百上千的人死亡。现在,斑疹伤寒只存在于非洲,特别是卢旺达、布隆迪和埃塞俄比亚。斑疹伤寒还没有疫苗,但是已有有效治疗该病的磺胺药物。该病若不予以治疗,死亡率会高达 20％;如果得到合理治疗,死亡率会降低到 1％。近年来发病率正在不断下降,斑疹伤寒在地域上只局限于上述三个国家。[1]

---

[1] Cartwright and Biddiss, *Disease and History*, 82; Hans Zinsser, *Rats, Lice, and History* (New York: Black Dog and Leventhal Pubishers, 1934).

西尼罗河脑炎

西尼罗河脑炎由西尼罗河病毒引起。鸟类是该病毒的宿主，这种病毒又通过蚊子传给人类。它会导致温和的流感状疾病，更严重的病例会引起脑膜炎、脑炎、昏迷和死亡。该病的死亡率在 4％—11％ 之间，患者在感染几周至几个月后会导致死亡。

1937 年在乌干达出现了首例西尼罗河脑炎。由于该病没有明显症状，只是轻微感染，直到 20 世纪才被重视。自 1996 年起，该病毒从非洲蔓延到捷克、法国、以色列、罗马尼亚和俄罗斯等国，造成 50—100 人感染，其中多人死亡。1999 年，美国也发现该病病例，造成 149 人感染，18 人死亡。20 世纪 90 年代晚期，西尼罗河病毒在各大洲不断引起严重疾病和死亡，成为一个全球问题。目前只有治疗此病症状的药物，尚无抵御此病的疫苗。

黄热病

黄热病是一种病毒感染，这种病毒通过蚊子的叮咬传给人类，这些蚊子本身通过叮咬被感染的人或猴子而被感染。它会导致发烧、呕吐和背痛。它有时会发展成黄疸病并引起嘴、鼻、眼出血。目前世界上大概有 20 万病例，每年造成 3 万人死亡，感染者在几周之内就会死亡。此病起源于非洲，通过被贩卖奴隶而传到西半球，继而蔓延到整个拉丁美洲、加勒比海地区和美国。在美国曾发生过多次严重的爆发事件。

在 1900 年有研究表明，黄热病由蚊子传播。这就促成了那些减少和控制蚊子数量的项目。在 19 世纪 30 年代，首次出现了抵御黄热病的疫苗。自那时起，更好更有效的疫苗不断地出现。常用疫苗的有效期长达 10 年。由于大规模接种项目的普及，全球范围内黄热病的发病率明显下降。尽管如此，在非洲、中美洲和南美洲这些以农业和林业为主的地区，这种疾病仍然对人类构成严重的健康威胁。

参考文献

Abbott, Frederick M. "The Doha Declaration on the TRIPS Agreement and Public Health: Lighting a Dark Corner at the WTO." *Journal of International Economic Law* 5:1 (2002):469-505.

——. "The WHO Medicines Decision: World Pharmaceutical Trade and the Protection of Public Health."*American Journal of International Law* 99(2005): 317-358.

Abbott, Kenneth and Duncan Snidal. "Hard and Soft Law in International Governance." *International Organization* 54:3 (2000):421-456.

African Development Bank Group. *Official Website*. "About Us." 2006. http://www. afdb. org/portal/page? _ = 473, 968615 & _dad = portal& _schema = PORTAL.

Aga Khan Foundation. *Official Website*. "About Us." 2007. http://www. akfc. ca/en/about_us/.

Aginam, Obijiofor. *Global Health Governance: International Law and Public Health in a Divided World*. Toronto: University of Toronto Press, 2005.

AidWatch. *Official Website*. " Tied Aid Briefing Paper. " 2002. http:// www. aidwatch. org. au/index. php?current = 24 &display = aw00443 &display_item = 1.

Allen, Charles. "World Health and World Politics." *International Organization* 4:27(1950):27-43.

Anand, Sudhir and Kara Hansen. "DALYs: Efficiency versus Equity." *World Development* 26:2(1998):307-310.

Angell, Marcia. *The Truth about the Pharmaceutical Industry. How They Deceive Us and What to Do About It* . New York: Random House Ltd,2004.

Arai-Takahashi, Y. "The World Health Organization and the Challenges of Globalization: A Critical Analysis of the Proposed Revision to the International Health Regulations." *Laws, Social Justice & Global Development Journal (LGD)*June(2004). http://elj. warwick. ac. uk/global/issue/2004-1/arai. html.

——. "The World Health Organization and the Challenges of Monitoring of Emerging Disease: Design for a Demonstration Program." *Health Policy* 38 (2004):135-153.

Arnold, David. "Introduction: Disease, Medicine and Empire."*In Imperial Medicine and Indigenous Societies*, edited by David Arnold,1-27. Manchester: Manchester University Press,1998.

Baker, Brook K. "Placing Access to Essential Medicines on the Human Rights Agenda."In *The Power of Pills: Social ,Ethical, and Legal Issues in Drug Development, Marketing & Pricing* , edited by Jillian Clare, Patricia Illing-worth, and Udo Schuklenk, 239-248. Ann Arbor, MI: Pluto Press, 2006.

Balinska, Marta Aleksandra. "Assistance and Not Mere Relief: The Epidemic Commission of the League of Nation, 1920-1923."In *International Health Organizations and Movements, 1918 - 1939*, edited by Paul Weindling, 81 - 108. Cambridge: Cambridge University Press, 1995.

Ban, J. *Health, Security, and US Global Leadership*. Washington, DC: Chemical and Biological Arms Contron Institute, 2001.

Banta, David H."WHO Meeting Targets Global Concerns. " *Journal of the American Medical Association* 290:2(2003):183-197.

Barnett, Michael and Marth Finnemore. *Rules for the World : International Organizations in Global Politics*. Ithaca,NY:Cornell University Press,2004.

Bartsch, Sonja. "Accountability of Global Public-Private Partnerships for Health."Paper prepared for the 6th Pan-European Conference on Internationnal Relations(Turin) September,2007. http://www. sgir. org/archive/turin/uploads/ Bartsch-bartschsonja. pdf.

Basch, Paul. *Textbook of International Health*. New York: Oxford University Press, 1990.

Beck, Ann. *A History of the British Medical Administration of East Africa*, 1900-1950. Cambridge, MA: Harvard University Press, 1970.

Beigbeder, Yves. *International Public Health: Patients Rights vs. the Protection of Patents*. Aldershot: Ashgate Inc, 2004.

Bélanger, Michel. *Droit Internationnal de la Santé*. Paris: Economica, 1983.

Berkov, R. *The World Health Organization: A Study in Decentralized International Administration*. Geneva: Librairie E. Droz, 1957.

Bill & Melinda Gates Foundation. *Official Website*. "Global Health. "2007. http://www. gates foundation. org/GlobalHealth/.

Bill & Melinda Gates Foundation and Mckinsey & Company. "Global Health Partnerships: Assessing Country Consequences. " 2005. http://www. who. int/ healthsystems/gf16. pdf.

"Brazil Points to Way Ahead in AIDS Battle. " BBC News, January 7, 2004. http://news. bbc. co. uk/2/hi/business/3306345. stm.

Brower, Jennifer and Peter Chalk. *The Global Threat of New and Reemerging Infectious Diseaaes: Reconciling U. S. National Security and Public Health Policy*. Arlington, VA: Rand Corporation, 2003.

Brown, E. Richard. *Rockefeller Medicine Men*. Los Angeles: University of California Press, 1979.

Brown Weiss, Edith. "Conclusions: Understanding Compliance with Soft Law. "In *Commitment and Compliance: The Role of Non-Binding Norms in the International Legal System*, edited by Dinah Helton, 535-554. Oxford: Oxford University Press, 2000.

Buse, Kent and Gill Walt. "Globalisation and Multilateral Public-Private Health Partnerships: Issues for Health Policy. "In *Health Policy in a Globalising World*, edited by Kelley Lee, Kent Buse, and Suzanne Fustikian, 41-62. Cambridge: Cambridge University Press, 2002.

——. "An Unruly Melange? Coordinating External Resoureces to the Health Sector: A Review. "*Social Science Medicine* 45(1997):449-463.

Buse, Kent, Nick Drager, Suzanne Fustukian, and Kelley Lee. "*Globalisation and World*, edited by Kelley Lee, Kent buse, and Suzanne fustikian,251-280. Cambridge: Cambridge University Press, 2002.

Bush, George W. the white house official site, "State of the Union Address 2003. "Janunary 28, 2003. http://www. whitehouse. gov/news/release/2003/01/20030128-19. html.

Caines, Karin, Kent Buse, Cindy Carlson, Rose marie de door, Nel Druce, Cheri Grace, Mark Pearson, Jennifer Sancho, and Rajeev Sadanandan. *Assessing the Impart of Golbal Health Partnerships*. DFID Health Resource Centre. London: DFID, 2004.

Cantor, Norman F. *In the Wake of the Plague: The Black Death and the World It Made*. New York: Perennial Books, 2002.

Carter Center. *Official Website*. "About the Center. " 2007. http://www. cartercenter. org/about/index. html.

——. Official Website. "2002-2003 Annual Report. "August 31, 2003. http://www. cartercenter. org/documents/1625. pdf.

Cartwright, Frederick F. and Michael D. Biddiss. *Disease and History*. New York:Barnes an Noble, 1972.

Centers for Disease Control and Prevention (CDC). "CDC Tele-briefing Transcript: CDC's Response to Atypical Pneumonia in Southeast Asia and Canada. " Atlanta:CDC, March 15, 2003.

Chapman, Audrey R. "the Human Rights Implications of Intellectual Property Protection. "*Journal of International Economic Law* 5:4(2002):861-882.

Charney, Jonathan L. "Commentary: Complication with International Soft Law. "In *Commitment and Compliance: The Role of Non-binding Norms in the International Legal System*, edited by Dinah Helton,115-120. Oxford:Oxford University Press,2002.

Chayes, Abram and Antonia Handler. "On Compliance. " In *International*

Institutions: An International Organizations Reader, edited by Lisa L. Martin and Beth A. Simmons, 248-277. Cambridge, MA: MIT Press, 1993.

"Child Mortality 'At Record Low'."BBC Article, September 13, 2007. http:// news. bbc. co. uk/2/hi/health/6992401. stm.

Chirac, Pierre. "Global Framework on Essential Health R&D." *Lancet* 367 (2006):1560-1561.

Christian Children's Fund. *Official Website.* " What We Do. " 2007. http: //www. christianchildrensfund. org/content. aspx? id=144.

Cohen, Jillian C. "Civilizing Drugs: Intellectual Property Rights in Global Pharmaceutical Markets."In *Global Standards of Market Civilization*, edited by Brett Bowde and Leonard Seabrooke,175-187. London:Routledge,2006.

Cohen, Jillian C. and Kristina M. Lybecker. "AIDS Policy and Pharmaceutical Patents:Brazil's Strategy to Safeguard Public Health." *The World Economy* 28:2(2005):211-230.

Cohen, JilianC. and Patricia Illingworth. "The Dilemma of Intellctual Property Rights for Pharmaceuticals."*Developing World Bioethics* 3(2003):27-28.

Cohen, Jillian C. , Monique F. Mrazek, and Loraine Hawkins. "Corruption and Pharmaceuticals: Strengthening Good Governance to Improve access."In *The Many Faces of Corruption: Tracking Vulnerabilities at the Sector Level*, edited by Edgardo Campos and Sanjay Pradhan,29-62. Washington,D. C. :World Blank, 2007.

Commission on Macroeconomics and Health. *Macroeconomics and Health: Investing in Health for Economic Development.* Geneva: WHO, 2001.

Conference Sanitaire Internationale de Paris. Proces-verbaux. Paris: Imprimerie Nationale. 1851.

——. Proces-verbaux. Paris: Imprimerie Nationale. 1859.

——. Proces-verbaux. Paris: Imprimerie Nationale. 1866.

——. Proces-verbaux. Vienna:Imprimerie Nationale. 1874.

——. Proces-verbaux. Vienna: Imprimerie Nationale. 1881.

——. Proces-verbaux. Rome: Imprimerie Nationale. 1885.

——. Proces-verbaux. Paris: Imprimerie Nationale. 1892.

——. Proces-verbaux. Paris: Imprimerie Nationale. 1894.

——. Proces-verbaux. Paris: Imprimerie Nationale. 1897.

——. Proces-verbaux. Paris: Imprimerie Nationale. 1904.

——. Proces-verbaux. Paris: Imprimerie Nationale. 1926.

Connolly, Maire, M. Gayer, M. J. Ryan, P. Spiegel, P. Salama, and D. L. Heymann. "Communicable Diseases in Complex Emergencies: Impact and Challenges." *Lancet* 364:9449(2004):1974-1983.

Convention Sanitaire Internationale de Paris. Paris: Ministere des Affaires Etrangeres, 1926.

Conway, Gordon. "Re-imagining Philanthropy: Partnerships and Poverty in the Global Age. "Speech at the Global Plilanthropy Forum, Stanford University. March 4, 2004. http://www. rockfound. org/display. asp? context=1&Collection =1&DocID=652&Preview=0&ARCurrent=1.

Cooper, Richard N. *The Economics of Interdependence : Economic Policy in the Atlantic Community.* New York: McGraw-Hill, 1968.

——. "International Cooperation in Public Health as a Prologue to Macro-economic Cooperation. "In *Can Nation Agree? Issues in International Economic Cooperation*, edited by Richard N. Cooper, Barry Eichengreen, C. Randall, Henning Gerald Holtham, and Robert D. Putuam, 183-190. Washington, D. C. : BrookingsInstitution, 19-89.

Correa, Carlos M. "Implications of the Doha Declaration on the TRIPS Agreement and Public Health. " *Health Economics and Drugs EDM Series* 12 (2002). http//www. who. int/medicines/library/par/who-edm-par-2002-3/doha-implications. pdf. Accessed Fall 2004.

"Court Battle over AIDS Drugs. " *BBC News*, March 5, 2001. http//news. bbc. co. uk/1/hi/world/africa/1202402. stm.

Cox, Robert W. , Harold K. Jacobson, Gerard and Victoria Curzon, Joseph S. Nye, Lawrence Scheinman, James P. Sewell, and Susan Strange. *The Anatomy of Influence : Decision Making in International Organization.* New Haven, CT:

Yale University Press, 1973.

Dade Carlo. "The Privatization of Foreign Development Assistance." Focal Policy Paper. FPP 06/05(July, 2006). http://www. focal. ca/pdf/focal_privatization_jul06. pdf.

Diamond, Jared. *Guns, Germs, and Steel : The Fates of Human Societies*. New York: W. W. Norton, 1999.

Drechsler, Denise and Felix Zimmermann. *OECD Development Centre Policy Brief* 33: *New Actors in Health Financing : Implications for Donor Darlings*. Paris: OECD, 2006.

"Drugs Firms Drop AIDS Case." *BBC News*, April 19, 2001. http://news. bbc. co. uk/1/hi/wrld/africa/1284633. stm.

Drugs for Neglected Diseases Initiative (DNDi). *Official Website*. "About DNDi." 2003. http://www. dndi. org/cms/public_ html/insidearticleListing. asp? CategoryId=87&ArticleId=288&Teplat-eId=1.

Dukes, Graham. "Interim Report of Task Force 5 Working Group on Access to Essential Medicines." *Millennium Project*, February 2004. http://www. un-millenniumproject. org/documents/tf5ateminterim. pdf.

English, Philip E. and Harris M. Mule. *The Multilateral Development Banks : Volume I : The African Development Bank* (Ottawa: North-South Institute, 1995; and Boulder, Colorado: Lynne Rienner 1995).

Extenal Committee on Smart Regulation. *Smart Regulation : A Regulatory Committee for Canada*. Ottawa: Government of Canada, 2004.

Farmer, Paul. *Infections and Inequalities : The Modern Plagues* . Berkeley: University of California Press, 1999.

Fenner, F. , D. A. Henderon, I. Arita, Z. Jezek, and I. D. Ladnyi. *Smallpox and Its Eradication*. Geneva: World Health Organization, 1988.

Fidler, David P. "Constitutional Outlines of Public Health's 'New World Order'." *Temple Law Review* 77:1(2004): 247-272.

———. "Emerging Trends in International Law Concerning Global Infectious Diseases Control." *Emerging Infectious Diseases* 9:3 (2003): 285-290.

——. "Fighting the Axis of Illness: HIV/AIDS, Human Rights, and US Foreign Policy." *Harvard Human Rights Journal* 17(Spring, 2004): 99-136. http://www. law. harvard. edu/students/orgs/hrj/iss17/fidler. shtml.

——. "Form International Sanitary Conventions to Global Health Security: The New International Health Regulations." *Chinese Journal of International Law* 4:2(2005): 325-392.

——. *International Law and Infectious Diseases.* Oxford: Clarendon Press, 1999.

——. "Public Health and National Security in the Global Age: Infectious Diseases, Bioterrorism, and Realpolitik." *George Washington International Law Review* 35:4(2003): 787-856.

——. "Racism or Realpolitik? U. S. Foreign Policy and the HIV/AIDS Catastrophe in Sub-Saharan Africa." *Journal of Gender, Race, and Justice* 7: (2003):97-146.

——. "Revision of World Health Organization's International Health Regulations." *American Society of International Law*(2004). http://www. asil. org/insights/insigh132. htm.

——. *SARS, Govermance, and the Globalization of Disease.* London: Palgrave Macmillan, 2004.

Finnemore, Martha and Kathryn Sikkink. "International Norm Dynamics and Political Change." *International Organization* 52:4(1998):887-918.

Florini, Ann M. ed. "Lessons Learned." In *The Third Force: The Rise of Transnatinonal Civil Society*, edited by Ann M. Florini, 211-240. Washington, D. C. : Carnegie Endowment for International Peace,2000.

——. *The Third Force: The Rise of Transnational Civil Society.* Washington, D. C. : Carnegie Endowment for International Peace, 1999.

Florini, Ann M. and P. J. Simmons. "What the World Needs Now?" In *The Third Force: The Rise of Transnational Civil Society*, edited by Ann M. Florini,1-15. Washington, D. C. : Carnegie Endowment for International Peace,2000.

Food and Agriculture Organization of the United Nations(FAO). "FAO: Import Ban on Fish Products from Africa 'Not the most Appropriate Answer'," Press Release 98/21, 1998. http://www. fao. org/waient/ois/press_ne/presseng/ 1998/PPREN9821. htm.

Ford, Nathan. "The Enduring Crisis in Neglected Diseases. " In *The Power of Pills*:*Social*, *Ethical*, *and Legal Issues in Drug Development*, *Marketing & Pricing*, eidited by Jillian Clare, Patricia Illingworth, and Udo Schuklenk, 109-116. Ann Arbor, MI: Pluto Press, 2006.

Foreman-Peck, James. *A History of the World Economy*: *International E-conomic Relations since 1850*. London: FT Prentice Hall, 1983.

Galvro, Jane. "Access to Antiretroviral Drugs in Brazil." *Lancet* 360 (2002): 1862-1865.

Garrett, Laurie. *Betrayal of Trust*: *The Collapse of Global Public Health*. New York: Hyperrion Books, 2000.

——. "The Challenge of Global Health. " *Foreigen Affairs* 86:1(2007): 14-38

——. *The Coming Plague*: *Newly Emerging Diseases in a World Out of Balance*. New York Farrar, Strauss and Giroux, 1994.

——. "The Lesson of Wildlife Health. " *Foreign Affairs* 84:3(2005): 51-61.

——. "Microbial Threats and the Global Socity. " *Emerging Infectious Disease* 2(1996):62-83.

——. "The Next Pandemic. "*Foreign Affairs* 84:3(2005):3-23 .

Glasser, Ronald J. "We Are Not Immune: Influenza, SARS, and the Collapse of Public Heatth. "*Harper's Magazine* 309(2004):35-44.

Global Emerging Infection Suveillance and Response System(GEIS). *Official Website*. "About DOD-GEIS. " 2006. http://www. geis. fhp. osd. mil/.

Global Forum for Health Research (GFHR). *The 10/90 Report on Health Research 2001-2002*. Geneva: Global Forum for Health Reaserch, 2002.

Global Fund to Fight AIDS, Tuberculosia and Malaria. *Official Website*. "How the Global Fund Works. "2007. http://www. theglobalfund. org/en/about/

how/.

Global Partnership to Stop TB (GPSTB). *Official Website*. "About the Stop TB Partnership. " 2007. http://www. stoptb. org/stop_tb_initiative/.

Global Polio Eradication Initiative(GPEI). *Official Website*. "Spearheading Partners. " 2007. http://www. polioeradication. org/partners. asp.

Global Public Health Intelligence Network (GPHIN). *Official Website*. "Information. " 2007. http:// www. phac-aspc. gc. ca/media/nr-rp/2004/2004_gphin-rmispbk_e. html.

Goldstein, Judith, Timothy Josling, and Richard Steinberg. *The Evolution of the Trade Regime*. Princeton, NJ: Princeton University Press, 2006.

Goodman, Neville. *International Health Organizations and Their Work*. London:Churchill Livingston, 1971.

Gostin, Lawrence O. "International Infectious Disease Law: Revision of the World Health Organization's International Health Regulations. " *Journal of the American Medical Association* 291:21(2004):2623-2627.

Gottret, Pablo and George Schieber. *Health Financing Revisited : A Practitioner's Guide*. Washington, D. C. :IBRD and World Bank,2006.

Govindaraj, Ramesh, Michael Riech, and Jillian C. Cohen. "HNP Discussion Paper: World Band Pharmaceuticals. "2000. http://www1. worldbank. org/hnp/Pubs_Discussion/Govindaraj-WBPharmacuetical-whole. pdf.

Greenaway, Chris. "Dracunculiasis (Guinea Worm Disease). " *Canadian Medical Association Journal* 170:4(2004):495-500.

Greenhil, Romily and Patrick Watt. "Real Aid: An Agenda for Making Aid Work. " Action Aid International, Aid and Accountability Team. June 2005. http://www. actionaid. org. uk/doc_lib/69_1_real_aid. pdf.

Grein, Thomas W. , Kande-Bure O. Kamara, Guenael Rodier, Aileen J. Plant, Patrick Bovier, Michael J. Ryan,et al. "Rumors of Disease in the Global Village: Outbreak Verification. " *Emerging Infectious Diseases* 6:2(2000):97-102.

Gupta, Sanjeec, Gatherine Pattillo, and Smita Wagh. "Impact of Remittances on Poverty and Financial Development in Sub-Saharan Africa. " IMF Working Paper. (WP 07/38). 2007. http://www. imf. org/external/pubs/ft/wp/2007/wp0738. pdf.

Gushulak B. D. And D. W. MacPherson. "Population Mobility and Infectious Diseases: The Diminishing Impact of Classical Infectious Diseases and New Approaches for the 21st Century. " *Clinical Infectious Diseases* 31(2000):776-780.

Gwatkin, Davidson, Abbas Bhuiya, and Cesar G. Victora. "Making Health Systems More Equitable. "*Lancet* 364(2004):1273-1280.

Haas, Ernst B. *When Knowledge Is Power.* Berkeley: University of California Press,1990.

Haas, Peter M. "Epistemic Communities. " In *Handbook of International Environmental Law*, edited by Daniel Bodansky, Jutta Brunee, and Ellen Hey, 791-806. Oxford: Oxford University Press, 2007.

——. ed. *Knowledge, Power, and International Policy Coordination.* Columbia: University of South Carolina Press, 1997.

——. "Policy Knowledge: Epistemic Communities. "In *The International Encyclopedia of the Social and Behavioral Sciences*, edited by N. J. Smelser and P. B. Baltes, 11578-11586. Amsterdam: Elsevier, 2001.

Harrrison, Mark. *Disease and the Modern World* : 1500 to Present Day. Cambridge, MA: Polity, 2004.

——. *Public Health in British India* : *Anglo-American Preventive Medicine* 1859-1914. New York: Cambridge University Press, 1994.

Headrick, Daniel R. *The Tentacles of Progress* : *Technology Transfer in the Age of Imperialism*, 1850-1940. Oxford: Oxford University Press,1988.

——. *The Tools of Empire* : *Technology and European Imperialism in the Nineteenth Century.* Oxford: Oxford University Press, 1981.

Hecht, Robert and Raj Shah. "Recent Trends in Innovations in Development Assistance. "In *Disease Control Priorities in Development Countries* ,2nd Edition, edited by Dean T. Jamsion, Joel G . Breman, and Anthony R. Mesham, 243-257. Washington, D. C. : World Bank and Oxford University Press,2006.

Henschen Folke, *The History and Geography of Disease.* New York : Seymour Lawrence,1966.

Heymann, David. "Evolving Infectious Disease Threats to National and Global Security."In *Global Health Challenges for Human Security*, edited by Lincoln Chen, Jennifer Leaning ,and Vasant Narasimhan,105-124. Cambridge, MA:Harvard University Press,2003.

——."The Microbial Threat in Fragile Times : Balancing Known and Unknown Risks."*Bulletin of the World Health Organization* 80:3(2002):179-180.

Heymann, David and Guenael Rodier. "Global Surveillance,National Surveillance and SARS."*Emerging Infectious Diseases* 10:2(2004). http://www. cdc. gov/ncidod/EID/vol10no2/03-1038. htm.

——. "Global Surveillance of Communicable Disease. " *Emerging Infectious Disease* 4:3(1998):362-365.

——. "Hot Spots in a Wired World: WHO Surveillance of Emerging and Re-emerging Infectious Disease. " *Lancet*, December 1(2001): 345-353.

——. "SARS:Lessons from a New Disease."In *Learning from SARS:Preparing for the Next Disease Outbreak*, edited by Stacey Knobler, Adel Mahmoud,Stanley Lemon,Alison Mack ,Laura Sivitz, and Katherine Oberholtzer,234-246. Washington,D. C. :National Academies Press,2004.

Hinman,E. Harold. *World Eradication of Infectious Disease* . Springfield, IL:Charles Thomas,1966.

Hobson, W. *World Health and History* . Baltimore: John Wright and Sons,1963.

Holbrooke, Richard. "Battling the AIDS Pandemic. " AIDS: *The Threat to World Security* 5:2 (July ,2000), http://usinfo. state. gov/journals/itgic/0700/jijge/gj01. htm.

Hopkins,Donald. *Princes and Peasants: Smallpox in History*. Chicago:The University of Chicago Press,1983.

Hopkins,Donald R. , Ernesto Ruiz-Tiben, Nwando Diallo, P. Craig Withers Jr. , and James H. Maguire. "Dracuncliasis Eradication: And Now, Sudan. " *American Journal of Tropical Medicine and Hygiene* 67:4(2002) :415-422.

Howard-Jones, Norman. *International Public Health between the Two World Wars: The Organizational Problems*. Geneva: WHO, 1978.

——. *The Scientific Background to the International Sanitary Conferences 1851-1938*. Geneva: WHO, 1975.

Hugh-Jones, Martin. "Global Awareness of Disease Outbreak: The Experience of Pro-MED-Mail ."*Public Health Report* 116:6(2001):27-32.

Hurrell, Andrew. "International Society and the Study of Regimes ."In *Regime Theory and International Relations*, edited by Volker Rittberger, 49-72. Oxford: Clarendon Press , 1993.

Hutchinson, John F. "Custodians of the Sacred Fire: The ICRC and the Postwar Reorganisation of the International Red Cross."In *International Health Organizations and Movements 1918-1939*, edited by Paul Weinding, 17-35. Cambridge: Cambridge University Press , 1995.

Institute of Medicine. *America's Vital Interest in Global Health: Protecting Our People, Enhancing Our Economy , and Advancing Our International Interests*. Washington, D. C. : National Academies Press, 1997.

——. *Emerging Infections: Microbial Threats to Health in the United State*. Washington, D. C. : National Academies Press, 1992.

——. *Microbial Threats to Health: Emergence, Detection, and Response*. Washington, D. C. : National Academies Press, 2003.

Inter-American Development Bank (IDB). *Official Website*. "Basic Facts. " 2007. http://www. iadb. org/exr/basicfacts/.

International Civil Aviation Organization (ICAO). *Official Website*. "Convention on International Civil Aviation," 9th Edition, 2006. Doc 7300. Paragraphs: 2. 22, 3. 25, 6. C, and 8. 2. http//www. icao. int/icaonet/dcs/7300. html.

International Committee of the Red Cross (ICRC). *Official Website*. "About the ICRC. " 2007. http://www. icrc. org/wb/eng/siteeng0. nsf/iwpList2/About_ the_ICRC?OpenDocument.

International Development Association (IDA). *Report 38750: Aid Architecture: An overview of the Main Trends in Official Development Assistance*

Flows. Washington, D. C. ：IDA，February 23，2007. http：//go. worldbank. org/ JM00RQYL00.

International Federation of Pharmaceutical Manufactures Associations (IFP-MA). "Building Healthier Societies through Partnerships. " May 4,2004. http：// www. ifpma. org/site_docs/Health/Health_Initiatives_Brochure_May04. pdf.

International Federation of Red Cross and Red Crescent Societies(IFRCS). *Official Website*. "Health Activities. " 2007. http：//www. ifrc. org/what/health/ index. asp? navid＝04_04.

International Maritime Organization(IMO). *Official Website*. "IMO Docu-ments. "2007. http：//www. imo. org/.

International Red Cross and Red Crescent Movement. *Official Website*. "Our History. " 2007. http：//www. redcross. int/en/history/.

International Sanitary Convention，*1911-1912*. London：His Majesty's Sta-tionery Office，1919.

International Sanitary Convention，*1926*. London：His Majesty's Stationer-y Office，1928.

International Sanitary Convention，*1944*. Washington, D. C. ：U. N Relief and Rehabilitation Administration，1945.

International Sanitary Convention for Aerial Navigation. The Netherlands： The Hague,1933.

Jackson, John. *Sovereignty,the WTO and Changing Fundamentals of In-ternational Law*. Cambridge：Cambridge University Press ,2006.

Jackson,Harold K. *Networks of Interdependence：International Organiza-tions and the Global Political System*. New York：Knopf,1984.

Joint United Nations Programme on HIV/AIDS(UNAIDS). *Official Web-site*. "About UNAIDS. " 2007. http：//www. unaids. org/en/AboutUNAIDS/de-fault. asp.

Kahler, Miles and David Lake. "Globalization and Changing Locations of Governance. " In *Governance in a Global Economy：Political Authority in Transi-tion*，edited by Miles Kahler and David Lake,1-32. Princeton, NJ：Princeton University Press,2003.

——. "Globalization and Changing Patterns of Political Authority. " In *Governance in a Global Economy: Political Authority in Transition*, edited by Miles Kahler and David Lake,412-438. Princeton ,NJ:Princeton University Press,2003.

Kapp, Clare. "Global Fund Faces Uncertain Future as Cash Runs Low. " *Lancet* 360:9341(2002):1225.

Kappagod, Nihal. *The Asian Development Bank (The Multilateral Development Banks,Vol. 2)*. Ottawa:North-South Institute and Lynne Rienner Publishers,1995.

Karesh, William and Robert Cook. "The Human-Animal Link. " *Foreign Affairs* 84:3(2005):38-50.

Karlen, A. *Man and Microbes:Diseases and Plagues in History and Modern Times*. New York: Simon and Schuster,1995.

Keck, Margaret and Kathryn Sikkink. *Activists beyond Borders: Advocacy Networks in International Politics* . Ithaca, NY: Cornell University Press,1999.

Kenwood,A. G. and A. L. Lougheed. *Growth of the International Economy 1820-1900* , 3rd Edition . London: Routledge,1992.

Keohane,Robert O. *After Hegemony:Cooperation and Discord in the World Global Economy*. Princeton, NJ:Princeton University Press, 1984.

——. "International Institutions: Two Perspectives. " *International Studies Quaterly* 32(December,1988):379-396.

——. *Neoliberal Institutionalism:A Perspective on State Politics*. Boulder, CO:Westview, 1989.

Keohane,Robert O. and Joseph S. Nye. "Introduction. " In *Governance in a Globalizing World* , edited by Joseph Nye and Jhon Donahue,1-41. Washington, D. C. : Brookings Institution Press,2000.

——. *Power and Interdependence: World Politics in Transition*. Boston: Little Brown ,1989.

Kickbusch, Ilona. "Global Health Governance :Some Theoretical Considerations on the New Political Space. " In *Health Impact of Globalization :Towards*

Global Governance, edited by Kelley Lee,192-203. London:Palgrave MacMillan, 2003.

Kiovusalo, Meri. "Assessing the Health Policy Implication of WTO Trade and Investment Agreements ." In *Health Impacts of Globalization*, edited by Kelley Lee,161-176. London: Palgrave MacMillian,2003.

Knobler,Stacey, Adel Mahmoud, Stanley Lemon,Alison Mack,Laura Sivitz, and Katherine Oberholtzer,eds. ,*Learning from SARS*:*Preparing for the Next Disease Outbreak*. Washington,D. C. :National Academies Press, 2004.

Kolata, Gina. *Flu*:*The Story of the Great Influenza Pandemic of* 1918 *and the Search for the Virus That Caused it*. New York :Farra,Strauss, and Giroux, 1999.

Koplow, David. *Smallpox*: *The Fight to Eradicate a Global Scourge*. Berkeley:University of Valifornia Press, 2003.

Koremenos, Barbara, Charles Lipson, and Duncan Snidal, "Rational Design:Looking Back to Move Forward. "*International Organization* 55:4(2001): 1051-1082.

Laing, Richard, Brenda Wanting, Andy Gray, Nathan Ford, and Ellen t'Hoen. "25 Years of the WHO Essential Medicine List: Progress and Chanlleng-es. "*Lancet* 361 (2003):1723-1729.

Lancaster,Carol. "The Chinese Aid System. " Essay for Center for Global Development. June 27, 2007. http://www. cgdev. org/content/publications/detail/13953/.

Lee, Kelley and Richard Dodgson. "Globalization and Cholera: Implication for Global Governance. " *Global Governance*: *A Review of Multilateralism and International Organizations* 6:2(2000):231-236.

Lee, Kelley, Gill Walt, and Andy Haines. "The Challenge to Improve Global Heath: Financing the Millennium Development Goals. " *Journal of the American Medical Association* 291:2(2004):2636-2638.

Leive, David M. *International Regulatory Regimes*:*Case Studies in Health*, *Meteorology,and Food Volumes* I & II. Lexington,MA:Lexington Books,1976.

"Letter from CPTech, Oxfam, MSF, HAI to WTO Delegates Regarding December 16,2002 Chairman's Text for 'Solution' to Paragraph 6 of the Doha Declaration on TRIPS and Public Health. "December 19,2002,http://www. accessmedmsf. org/prod/publications. asp? scntid=6120031111255&contenttype=PARP&.

Lorenz, Nicolaus. "Effectiveness of Global Health Partnerships: Will the Past Repeat Itself?" *Bulletin of WHO* 85:7(2007):567-568.

Lucas, Adetokunbo O. "Public-Private Partnerships: Illustrative Examples. " In *Public-Private Partnerships for Public Health*, edited by Michael R. Reich, 19 - 39. Cambridge, MA: Harvard Center for Population and Develoment Studies, 2002.

MacKeller, Landis. "Priorities in Global Health Assistance for Health, AIDS, and Population . " *Working Paper 244 OECD Development Center*,Paris : OECD, 2005.

MacKenzie, Deborah. "Don't Let It Die . "*New Scientist*. February 6,1999, 5050-5051.

Mahmoud, Adel A. F. and Stanley M. Lemon. "Summary and Assessment. " In *Learning from SARS: Preparing for the Next Disease Ourbreak*, edited by Stacey Knobler, Adel Mahmoud, Stanley Lemon, Alison Mack, Laura Sivitz, and Katherine Oberholtzer,1-39. Washington, D. C. : National Academies Press, 2004.

Mannan, Adam and Alan Story. "Abolishing the Product Patent: A Step Forward in Global Access to Drugs. "In *The Power of Pills : Social, Ethical,and Legal Issues in Grug Development, Marketing &Pricing*, edited by Jillian Clare, Patricia Illingworth, and Udo Schuklenk,179-189. Ann Arbor, MI:Pluto Press,2006.

Martin, Lisa L. and Beth Simmons. "Theories and Empirical Studies of International Institutions. " *International Organization* 54:4(1998):729-758.

Matthews,Duncan. *Globalizing Intellectual Property Rights : The TRIPS Agreement*. London: Routledge,2002.

——. "Is History Repeating Itself? The Outcome of Negotiations on Accesss to Medicines, the HIV/AIDS Pandemic and Intellectual Property Rights in the World Trade Organization. "*Law, Social Justice & Global Development Journal* 1 (2004). http://elj. warwick. ac. ul/global/04-1/matthews. html.

Matthews, Duncan. "WTO Decision on Implementation of Paragraph 6 of the Doha Declaration on the TRIPS Agreement and Public Health: A Solution to the Access to Essential Medicines Problem?" *Journal of International Economic Law* 7:1(2004):73-107.

McNeill, William H. *Plagues and People*. Garden City, NY: Anchor Books,1976.

Measles Initiative. *Official Website*. "What is the Measles Initiative." August 1. 2007. http://www. measlesinitiative. org/mip2. asp.

Medicines for Malaria Venture (MWV). *Official Website*. "About MWV." 2007. http://www. mmv. org/rubrique. php3?id_rubrique=11.

Medicines Sans Frontieres. "Joint NGO Statement on TRIPS and Public Health WTO Deal on Medicines: A 'Gift' Bound in Red Tape."MSF PressRelease, September 10,2003. http://www. accessmed-msf. org/prod/publicationgs. asp? scntid=1292003916443&-conttenttype=PARA&-.

Medicines Sans Frontieres (International). *Official Website*. "About MSF." 2007. http://www. msf. org/msfinternational/aboutmsf/.

Merck&-Co. *Official Website*. "The Merck MECTIZAN Donation Program." 2007. http://www. merck. com/cr/enabling _ access/developing _ world/mectizan/.

Miller, Judith, Stephen, Engelberg, and William Broad: *Germs: Biological Weapons and America's Secret War*. New York:Simon and Schuster,2001.

Morse, Edward L. *Modernization and the Transformation of International Relations*. New York:Free Press,1976.

Morse, Stephen S. ,Barbara Hatch-Rosenberg, and Jack Woodall. "ProMED Global Monitoring of Emerging Diseases:Design for a Demonstration Program." *Health Policy* 38(December,1996):135-153.

Moulin,Anne Marie. "The Pasteur Institutes between the Two Worle Wars: The Transformation of the International Sanitary Order."In *International Health Organizations and Movements 1918-1939*. edited by Paul Weindling, 244-265. Cambridge: Cambridge University Press,1995.

Muraskin, William. 2002. "The Last Years of the CIV and the Birth of the GAVI. "In *Public-Private Partnerships for Public Health*, edited by Michael R. Reich, 115-168. Cambridge, MA: Harvard Center for Population and Development Studies, 2002.

Murray, C. J. L. "Quantifuing the Burden of Disease: The Technical Basis for Disability Adjusted Life Years. " *Bulletin of the World Health Organization* 72: 3 (1994): 429-445. http://whqlibdoc. who. int/bulletin/1994/Vol72-No3/bulletin_1994_72(3)_429-445. pdf.

Murracy, C. J. L and A. D. Lopez. "Quantifying Disability: Data, Methods and Results. "*Bulletin of the World Health Organization* 72:3 (1994): 481-494. http://whqlibdoc. who. int/bulletin/1994/Vol72-72-No3/bulletin-1994_72(3)_481-494. pdf.

National Advisory Committee on SARS and Public Health. *Learning from SARS: Renewal of Public Health in Canada*. Ottawa: Health Canada, 2003.

National Science and Technology Council Committee on International Science, Engineering, and Technology (CISET) Working Group on Emerging and Re-emerging Infectious Diseases. *Infectious Diseases: A Global Health Threat*. Washington, D. C. : CISET, 1995.

Nikiforuk, Andrew. *The Fourth Horseman: a Short History of Epidemics, Plagues, Famine and Other Scourg* es. Toronto: Viking Press, 2001. ·

The Nippon Foundation, *Official Website*. "Supported Projects. " 2006. http://www. nippon-foundation. or. jp/eng/projects/index. html.

Novartis Foundation for Sustainable Development. *Official Website*. "Leprosy Treatment and Care. " 2007. http://www. novartisfoundation. com/en/projects/access_health/leprosy/index. htm.

O'Connell, Mary Ellen. "The Role of Soft Law in a Global Order. " In *Commitment and Compliance: The Role of Non-binding Norms in the International Legal System*, edited by Dinah Shelton, 100 - 114. Oxford: Oxford University Press, 2000.

Oldstone, Michael B. A. *Viruses, Plagues, and History*. Oxford: Oxford University Press, 1998.

Olson, Kyle B. "Aum Shinrikyo: Once and Future Threat." *Emerging Infectious Diseases* 5:4(1999):513-516.

Orbinski James and Barry Burciul. "Moving Beyond Charity for R&D for Neglected Diseases." In *The Power of Pills: Social, Ethical, and Legal Issues in Drug Development, Marketing & Pricing*, edited by Jillian Clare, Patricia Illingworth, and Udo Schuklenk, 117-124. Ann Arbor, MI: Pluto Press, 2006.

Organization for Economic Cooperation and Development (OECD). *Official Website*. "Aid Statistics-Donor Aid Charts." 2007. http://www.oece.org/countrylist/0,3349,en_2649_34447_1783495_1_1_1_1,00.html.

———. *Official Website*. "Development Cooperation Directorate." 2007. http://www.oecd.org/searchResult/0,3400,en_2649_33721_1_1_1_1_1,00.html.

Organization for Economic Cooperation and Development (OECD) and World Health Organization (WHO). *Poverty and Health: DAC Guidelines and Reference Series*. Geneva: World Health Organization. 2003. http://whqlibdoc.who.int/publications/2003/9241562366.pdf.

Ostfield, Marc L. "Bioterrorism as a Foreign Policy Issue." *SAIS* 24(Winter-Sping, 2004): 131-146. http://muse.jhu.edu/journals/sais_review/v024/24.1ostfield01.pdf.

Pan-American Health Organization (PAHO). *Official Website*. "History and Structure of the Pan-American Health Organization." 2007. http://www.paho.org/English/PAHO/history.html.

———. *Pro Salute Mundi. A History of the Pan-American Health Organization*. Washington, D.C.: PAHO, 1992.

Pannenborg, Charles O. *A New International Health Order: An Inquiry into the International Relations of World Health and Medical Relations*. Boston: Brill, 1979.

Paris Declaration. *Paris Declaration on Aid Effectiveness: Ownership, Harmonization, Alignment, Results and Mutual Accountability*. Paris: High Level Forum on Aid Effectiveness, 2005.

People's Health Movement . *Official Website*. "About PHM." 2007. http://www. phmovement. org/en/about.

PhRMA. "Global Partnerships: Humanitarian Programs of the Pharmaceutical Industry in Developing Nations. " 2003. http://world. phrma. org/global. partnership. 2003. pdf.

"Poor Markets, Rich Rewards. " *Economist*, September 30, 2004. http://www. economist. com/ displaystory. cfm?story_id=3253004.

President's Emergency Plan for AIDS Relief. *Official Website*. "About PEPFAR. " 2006. http://www. pepfar. gov/about/.

Preston, Richard. *The Hot Zone: A Terrifying True Story*. New York: Random House, 1995.

Price, Richard. "Transnational Civil Society and Advocacy in World Politics. " *World Politics* 55 (July, 2003): 579-606.

ProMed. *Official Website*. "About Proued Mail. " http://www. promedmail. org/pls/promed/f?p=2400:1950:14756322966045941699::NO::.

"Publishing the anthrax genome. " *Economist*, May 1, 2003.

Radelet, Steven. "Grants for the World's Poorest: How the World Bank Should Distribute Its Funds. " Center for Global Development. 2005. http://www. cgdev. org/content/publications/detail/2681.

Radler, Toni,ed. "Christian Children's Fund 2003 Annual Report. " 2007. http://www. christianchildrensfund. org/uploadedFiles/Publications/Annual _Report_2003. pdf.

Ranson, Kent, Robert Beaglehole, Carlos Correa, Zafar Mirza, Kent Buse, and Nick Drager. "The Public Health Implications of Multilateral Trade Agreements. " In *Health Policy in a Globalizing World* , edited by Kelley Lee, Kent Buse, and Suzanne Fustukian, 18-40. Cambridge: Cambridge University Press, 2002.

Reich, Michael. "Introduction: Public-Private Partnerships for Public Health. " In *Public-Private Partnerships for Public Health* , edited by Michael R. Reich, 1-16. Cambridge, MA: Harvard Center for Population and Development Studies, 2002.

Resnik, David B. "Access to Medications and Global Justice. " In *The Power of Pills: Social, Ethical, and Legal Issues in Drug Development, Marketing &. Pricing*, edited by Jillian Clare, Patricia Illingworth, and Udo Schuklenk, 88-97. Ann Arbor, MI: Pluto Press, 2006.

Reynolds, Gretchen. "The Flu Hunters." *New York Times Magazine*, November 7, 2004.

Richard, J. F. *High Noon: Twenty Global Problems, Twenty Years to Slove Them*. New York: Basic Books, 2002.

"The Right Fix?" *Economist*, September 1, 2003.

Rockefeller Foundation. *Official Website*. "About Us." 2007. http://www. rockfound. org/about_us/about_us. shtml.

——. *Official Website*. "The Rockefeller Foundation Timeline." 2006. http://www. rockfound. org/about _us/history/timeline. shtml.

Rodier, Guenael R. M. "Why Was Toronto Included in the World Health Organization's SARS-Related Travel Advistory?" *Journal of Canadian Medical Association* 168:11(2003):1434-1435.

Roodman, David. "An Index of Donor Performance." Washington, D. C. : Center for Global Development, Working Paper 42. June 22, 2004. http://www. cgdev. org/content/publications /detail/2747.

Rosenau, James N. "Governance, Order and Change in World Politics." In *Governance without Government: Order and Change in World Politics*, edited by James Rosenau, 1-29. Cambridge: Cambridge University Press, 1992.

——. *The Study of Global Interdependence*, London: Frances Pinter, 19-80.

Ruggie, John G. "American Exceptionalism,Exceptionalism and Global Governance." In *American Exceptionalism and Human Rights*, edited by Michael Ignatieff, 304-338. Princeton, NJ: Princeton University Press, 2005.

——. "Multilateralism: The Anatomy of an Institution." In *Multilateralism Matters: The Theory and Praxis of an Institutional Form*, edited by John Gerard Ruggie, 3-50. New York: Columbia University Press, 1993.

Ryan, Michael P. *Knowledge Diplomacy: Global Competition and the Politics of Intellectual Property*, Washington , DC: Brookings Institution, 1998.

Sachs, Jeffrey, chair, "Macroeconomics and Health: Investing in Health for Economic Development." *Report of the Commission on Macroeconomics and Health*. Geneva: WHO, 2001.

Schepin, Oleg and Waldeermar Yermakov. *International Quarantine*. Madison, WI: International University Press, 1991.

Scherer, F. M. and Jayashree Watal. "Post-TRIPS Options of Access to Patented Medicines in Developing Nations." *Journal of International Economic Law* 5: 4(2002):913-939.

Sell, Susan. "Books, Drugs and Seeds: the Politics of Access." Paper Presented at the Annual Meeting of the International Studies Association, San Diego. March 22, 2006. http://www.allacademic.com/meta/p98118_index.html.

———. "Post-TRIPS Developments: the Tension between Commericial and Social Agenda in the Context of Intellectual Property." *Florida Journal of International Law* (Spring, 2002): 193-126.

Sell, Susan and Aseem Prakash. "Using Ideas Strategically: The Contest between Business and NGO Network in Intellectual Property Rights." *International Studies Quarterly* 48 (2004): 143-175.

"A Shot of Transparency." *Economist*, August 12, 2006.

Siegfried, Andre, trans. *Routes of Contagion*. New York: Harcourt Press, 1965.

Simmons, P. J. and Chantal de Jonge Oudraat. *Managing Global Issues: Lessons Learned*. Washington, D. C. : Carnegie Endowment for International Peace, 2001.

Smith, R. D. R. Beaglehole, D. Woodward, and N. Drager, eds. *Global Public Goods for Health: Economic and Public Health Perspectives*. Oxford: Oxford University Press, 2003.

Solorzano, Armando. "Sowing the Seeds of Neo-imperialism: the Rockefeller Foundation's Yellow Fever Campaign." *International Journal of Health Service* 22: 3(1992): 529-554.

Sridhar, Devi and Rajaie Batniji. "Global Health Institutions: Financing and

Accountability. " *Global Economic Governance Programme*, University of Oxford, 2006. http://www. globaleconomicgovernance. org/health/research. php.

　　Stebbins, Michael. "Is the U. S. Prepared for a Bioterrorost Attack?" *Technology for Trainning against Terror*. *Federation of American Scientists*. February 17, 2006. http://www. fas. org/main/content. jsp?formAction=297&. contentId=343.

　　Stern, Alexandra Minna and Howard Markel. "International Efforts to Control Infectious Diseases, 1851 to the Present. " *Journal of the American Medical Association* 292: 12(2004): 1474-1479.

　　Sykes, Alan O. "TRIPS, Pharmaceuticals, Developing Countries and the Doha 'Solution'. " *Chicago Journal of International Law* 3: 1(2002)47-68.

　　Tam, John S. "Influenza A (H5N1) in Hong Kong: An Overview. " *Vaccine* 20(2002: S77-S81).

　　t' Hoen, Ellen. "TRIPS, Pharmaceutical Patents, and Access to Essential Medicines: A Long Way from Seattle to Doha. " *Chicago Journal of International Law* 3: 1(Spring, 2002)27-46.

　　Thomas, Caroline. "Trade Policy, the Politics of Access to Drugs and Global Governance for Health. " In *Health Impacts of Globalization*, edited by Kelley Lee, 177-191. London: Palgrave MacMillian, 2003.

　　Thomson, Theodore, trans. *International Sanitary Convention of Paris*, 1903. London: His Majesty's Stationary Office, 1904.

　　Thurmanm, Sandra. "The Shared Struggle against AIDS. " *AIDS: the Threat to World Security* 5:2(July, 2000). http://usinfo. state. gov/journals/itgic/0700/ijge/gj01. htm.

　　Tucker, Jonathan B. *Scourge: The Once and Future Threat of Smallpox*. New York: Atlantic Monthly Press, 2001.

　　Tufts Center for the Study of Drug Development (CSDD). *Official Website*. "Tufts Center for the Study of Drug Development Pegs Cost of a New Prescription Medicine at ＄802 Million. " 2001. http://csdd. tufts. edu/NewsEvents/RecentNews. asp?newsid=6.

Tussie, Diana. *The Multilateral Development Banks*. Ottawa: North-South Institute and Lynne Rienner Publishers, 1995.

United Nations. *Official Website: The Secretary General*. "Message on the Occasion of World AIDS Day." December 1, 2006. http://data. unaids. org/pub/ PressStatement/2006/SG-worldaidsday2006. pdf.

——. *Official Website*. "UNDP Budget Estimates for the Biennium 2004-2005." 2003. http://www. undp. org/execbrd/pdf/dp03-28e. pdf.

United Nations Children's Fund (UNICEF). *Official Website*. "UNICEF in Emergencies." 2007. http://www. unicef. org/emerg/index_33296. html.

——. *Official Website*. "What We Do." 2007. http://www. unicef. org/ whatwedo/index. html.

United Nations Children's Fund (UNICEF)/UNDP/World Bank/WHO Special Programme for Research and Training in Tropical Diseases (TDR). *Official Website*. "Strategy." September 10, 2007. http://www. who. int/tdr/about/ strategy/default. htm.

United Nations Foundation . *Official Website*. "About Us." 2007. http:// www. unfoundation. org/about/index. asp.

United Nations Millennium Project. *Official Website*. "About MDGs: What They Are." 2006. http://www. unmillenniumproject. org/goals/index. htm.

United States General Accounting Office (US-GAO). *Emerging Infectious Diseases: Asian SARS Outbreak Challenged International and National Response*. Washington, DC: United States General Accounting Office, 2004.

United States Government, Presidential Documents. *Access to HIV/AIDS Pharmaceuticals and Medical Technologies*. Executive Order No. 13155. May 10, 2000. http://frwebgate. access. gpo. gov/cgi-bin/getdoc. cgi?dbname=2000_ register&docid=frl2my00-170/pdf.

Vance, James E. *Capturing the Horizon: The Hisorical Geography of Transportation since the Transportation Revolution of the Sixteenth Century*. New York: Harper and Row, 1986.

Vaughan, Megan. *Curing Their Ills: Colonial Power and African Illness*.

Cambridge, MA: Polity, 1991.

Vick, Karl. "African AIDS Victims Losers of a Drug War: US Policy Keeps Prices Prohibitive." *Washington Post*, December 4, 1999. A01.

Watts, Sheldon, *Disease and Medicine in World History*. New York: Routledge, 2003.

——. *Epidemics and History: Disease, Power, and Imperialism*. New Haven, CT: Yale University Press, 1997.

Webby, Richard J. and Robert G. Webster. "Are You Ready for Pandemic Influenza?" in *Learning from SARS: Preparing for the Next Disease Outbreak*, edited by Stacey Knobler, Adel Mahmoud, Stanley Lemon, Alison Mack, Laura Sivitz, and Katherine Oberholtzer, 208-222. Washington, D. C. : National Academies Press, 2004.

Weekly Epidemiological Record. "Cholera." 56:49(1981):385-392.

——. "Dracunculiasis Eradication Programme: Status during January-July 2004." 79:38(2004): 314-348.

——"Functioning of the International Health Regulations from the Period 1 January to 31 December 1981. " 57:48(1982):369-376.

——"Functioning of the International Health Regulations from the Period 1 January to 31 December 1981 (Continued from No. 49). " 58:50(1983):385-382.

——"Functioning of the International Health Regulations from the Period 1 January to 31 December 1985. " 61:50(1986):385-392.

Wendt, Alexlander. "Driving with the Rearview Mirror: On the Rational Science of Institutional Design. " *International Organization* 55:4 (2001): 1019 -1050.

Westerhaus, Michael and Arachu Castro. "How Do Intellectual Property Law and International Trade Agreements Affect Access to Antiretroviral Therapy." *PLoS Medicine* 3:8(2006): 1230-1236.

Widdus, Roy. "Public-Private Partnerships for Health: Their Main Targets, Their Diversity, and Their Future Directions. " *Bulletin of the World Health Organization* 79:8(2001): 713-720.

——. "Public-Private Partnerships for Health Require Thoughtful Evaluation." *Bulletin of the World Health Organization* 81:4(2003):235.

Widdus, Roy and Kathrine White. *Combating Diseases Associated with Poverty: Financing Strategies for Product Development and Potential Role of Public-Private Partnership. Workshop Report.* London: Initiative on Public Private Parnerships for Health, 2004.

William J. Clinton Foundation. *Official Website.* "HIV/AIDS Initiative." 2007. http://www. clintonfoundation. org/cf-pgm-hs-ai-home. htm.

William, Green. *The Plague Killers.* New York: Charles Scribner's Sons, 1969.

Winslow, Charles. *The Conquest of Epidemic Disease.* Princeton, NJ: Princeton University Press, 1943.

Wogart, J. P. and G. Calcagnotto. "Bazil's Fight against AIDS and Its Implications for Global Health Governance." *World Health and Population*, January (2006):1-16.

Woodall, Jack. "Stalking the New Epidemic: Pro-MED Tracks Emerging Diseases." *Public Health Reports* 112:1(1997):78.

Woods, Christopher, Adam M. Karpati, Thomas Grein, Noel McCarthy, Peter Gaturuku, Eric Muchiri, et al. "An Outbreak of Rift Valley Fever in Northeastern Kenya, 1997-1998."*Emerging Infectious Disease*s CDC 8:2(2002):138-144.

World Bank. *Official Website.* "About Us." 2007. http://go. worldbank. org/3QT2P1GNH0.

——. *Official Website.* "The African Program for Riverblindness Control." 2007. http://www. worldbank. org/afr/gper/apoc. htm.

——. *Official Website.* "Communicable Diseases." 2004. http://go. worldbank. org/QAM90WR0A0.

——. *Official Website.* "Sector Strategy: Health Nutrition and Population." 2002.

——. *World Bank Group: Working for a World Free of Poverty.* Washington, DC: World Bank Group, 2004.

——. *World Development Report：Investing in Health*. Washington，DC：World Bank，1993.

World Health Organization. *Global Crises-Global Solutions：Managing Public Health Emergencies of International Concern Through the Revised International Health Regulations*. Geneva：WHO，2002.

——. *Global Crises- Global Solutions：Managing Urgent International Public Health Events with the Revised International Regulations*. Geneva：WHO，2000.

——. *Global Defense against the Infectious Disease Threat*. Geneva：WHO，2002.

——. *Global Epidemics and the Impact of Cholera*. Geneva：WHO，2001. http://www. who. int/topics/cholera/impact/en.

——. *International Health Regulations（Revised 1969）*. Geneva：WHO，1969.

——. *International Health Regulations（Revised 1981）*. Geneva：WHO，1983.

——. *International Health Regulations：Draft of the Proposed Revision*. Geneva：WHO，2005.

——. *International Health Regulations：Provisional Draft*. Geneva：WHO，1998.

——. *Public Health：Innovation and Intellectual Property Rights，Report of the Commission on Intellectual Property Rights，Innovation and Public Health*. Geneva：WHO，2006.

——. *Sever Acute Respiratory Syndrome（SARS）：Status of the Outbreak and Lessons from the Immediate Future*. WHO：Geneva，2003.

——. *The World Health Report* 1996：*Fighting Disease，Fostering Development*. Geneva：WHO，1996.

——. *The World Health Report* 2002：*Reducing Risks，Promoting Health Life*. Geneva：WHO，2002.

——. *The World Health Report* 2004：*Changing History*. Geneva：WHO，

2004.

———. *Official Website*. "About WHO." 2007. http://www. who. int/a-bout/en/.

———. *Official Website*. "African Program for Onchocerciasis Control." 2007. http://www. who. int/blindness/partnerships/APOC/en/.

———. *Official Website*. "Cholera." 2007. http://www. who. int/csr/dis-ease/cholera/impactofcholera/en/.

———. *Official Website*. "Constitution of the World Health Organization," 45th Edition, Supplement, October 2006. http://www. who. int/governance/eb/who_constitution _en. pdf.

———. *Official Website*. "Disease Outbreak News." 2007. http://www. who. int/csr/don/archive/disease/en/.

———. *Official Website*. "Essential Drugs and Medicines." 2007. http://www. who. int/medicine/default. shtml.

———. *Official Website*. "Event Verification." 2007. http://www. who. int/csr/alertresponse/verification/en/.

———. *Official Website*. "Global Outbreak Alert & Response Network." 2007. http://www. who. int/csr/outbreaknetwork/en/.

———. *Official Website*. "SARS Infromation Site." 2007. http://www. who. int/csr/sars/en/.

———. *Official Website*. "What are Essential Medicines?" 2004. http://www. who. int/medicines/rationale. shtml.

———. *Official Website*. "WHO Global Influenza Surveillance Network." 2007. http://www. who. int/csr/disease/influenza/surveillace/en/.

———. *Official Website*. "WHO Model List (of Essential Medicines) 14th E-dition." 2003. http://www. who. int/medicines/organization/par/edl/expcom14/eml14_en. pdf.

———. *Official Website*. "WHO Proposed Program Budget 2004-2005." 2002. http://www. who. int/gb/e/e_ppb2003. html.

———. *Official Website*. "WHO's Interaction with Civil Society and Non-governmental Organizations. ” 2002. http://www. who. int/civilsociety/docu-ments/en/Revreporte. pdf.

——. *Official Website*. “WHO-UNAIDS HIV Vaccine Initiative. ” 2007. http://www. who. int/vaccine _ research/diseases/hiv/en/.

World Tourism Organization. *Official Website*. “Facts and Figures. ” 2007. http://www. world-tourism. org/facts/menu. html.

World Trade Organization. *Official Website*. “Agreement on Trade-Related Aspects of Intellectual Property Rights. ” 1994. (Text of the Agreement signed A-pril 15, 1994, Marrakesh). http://www. wto. org/english/tratop_trips_e/trips_e/trips_e. htm.

——. *Official Website*. “Declaration on the TRIPS Agreement and Public Health. ” November 20, 2001. http://www. wto. org/english/thewto_e/minist_e/min01_e/mindecl_trips_e. htm.

——. *Official Website*. “Implementation of paragraph 6 of the Doha Decla-ration on the TRIPS Agreement and Public Health. ” (Document: WT/L/540) September 1, 2003. http://www. wto. org/english/tratop _ e/trips _ e/implem _ para6_e. htm.

——. *Official Website*. “WTO Structure. ” 2007. http://www. wto. org/english/thewto_e/whatis_e/tif_e/org2_e. htm.

World Trade Organization and World Health Organization. *WTO/WHO Joint Study: WTO Agreements and Public Health*. Geneva: WHO/WTO, 2002.

Young, Oran R. *Governance in World Affairs*. London: Cornell University Press, 1999.

——. *International Governance: Protecting the Enviroment in a Stateless Society*. Ithaca, NY: Cornell University Press, 1994.

Zacher, Mark W. “The Decaying Pillars of Westphalian Temple: Implica-tions for International Order and Governance. ” In *Governance Without Govern-ment*, edited by James Rosenau, 58 - 101. Cambridge: Cambridge University Press, 1992.

———. "Global Epidemiological Surveillance: International Cooperation to Monitor Infectious Diseases." In *Global Public Good*s, edited by Inge Kaul, Isabelle Grunberg, and Marc A Stern, 266 - 283. Oxford: Oxford University Press, 1999.

Zamora, Stephen, "Voting in International Economic Organizations." *American Journal of International Law* 74: 3(1980): 566-608.

Zinsser, Hans. *Rats,Lice, and History*. New York: Black Dog and Leventhal Publishers, 1934.

相关国际组织(中英文对照)

国际公共卫生办公室,Office International d'Hygiene Publique

国际卫生组织联盟,the League of Nations Health Organization

国际公共卫生局,the International Sanitary Bureau

国际海事组织,the International Maritime Organization

国际民航组织,the International Civil Aviation Organization

国际复兴开发银行,

　　　the International Bank for Reconstruction and Development

国际发展协会,the International Development Association

国际劳工组织,the International Labor Organization

国际兽疫局,the Office International des Epizooties

国际红十字会,the International Committee of the Red Cross

红十字会与红新月会国际联合会,

　　　the International Federation of Red Cross and Red Crescent Societies

世界旅游组织, the World Tourism Organization

世界卫生组织, the World Health Organization

世界贸易组织, the World Trade Organization

世界银行,the World Bank Group

世界粮食计划署,the World Food Programme

联合国善后救济总署,the UN Relief and Rehabilitation Administration

联合国粮农组织, the UN Food and Agriculture Organization

联合国儿童基金会,the UN Children's Fund

联合国开发计划署,the UN Development Program

联合国儿童基金会,the UN Population Fund

联合国艾滋病规划署,UNAIDS

联合国教科文组织,the UN Educational，Scientific and Culture Organization

泛美卫生局，the Pan-American Health Organization

非洲开发银行,the African Development Bank Group

亚洲开发银行,the Asian Development Bank Group

宏观经济和卫生委员会,Commission on Macroeconomics and Health

译后记

《因病相连：卫生治理与全球政治》一书由马克·扎克（Mark W. Zacher）教授和塔尼亚·科菲（Tania J. Keefe）研究员合著而成。马克·扎克是英属哥伦比亚大学（the University of British Columbia）终身教授，刘氏全球问题研究所国际关系研究中心高级研究员，曾任国际关系研究中心主任（1971—1991）。塔尼亚·科菲是英属哥伦比亚大学刘氏全球问题研究所国际关系研究中心研究员。本书从国际政治的视角对全球卫生治理进行了详尽的分析，是关于卫生治理与国际政治之间开展交叉研究的一部力作，也是马克·扎克教授和塔尼亚·科菲研究员在一个阶段的学术结晶。

翻译《因病相连：卫生治理与全球政治》一书的想法源于2009年美国H1N1疫情爆发之时。该译著的最终完成与沈丁立教授和余潇枫教授的大力支持密不可分，在此向他们表示深深的谢意。沈老师是译者博士生阶段的导师。正是在沈老师的建议和悉心指导下，我选择了全球公共卫生治理作为博士论文研究课题。2008—2009年在耶鲁大学学习期间，我接触到了当时最新出版的本书的英文版。鉴于我的研究课题与本书内容极为相关，所以对本书的英文版通读多遍，同时也萌生了将这本书译为中文的想法，当时沈老师也对此大力支持。然而由于后来忙于博士论文的撰写工作，所以本书的翻译工作便被暂时搁置了起来。

博士毕业之后，我有幸遇到了浙江大学非传统安全与和平发展研究中心主任余潇枫教授，并在他的帮助下进入浙江大学公共管理学院博士后流动站继续从事相关研究工作。作为我博士后的合作导师，余老师亦师亦友。当他得知我有将这本书翻译成中文的想法时，无论是在精神上还是在资金上都给予了毫无保留的支持。余老师还就本书标题的翻译提出了宝贵的建议。另外，作为本译丛的主编，余老师还在百忙之中承担了本书的三校工作，就本书的翻译提出了非常重要的修改建议。

本书的作者马克·扎克教授为翻译的完成提供了力所能及的帮助。在翻译内容完成之后，我请他为中译本写一个作者序，他因年迈且疾病缠身，所以无法亲自撰写，但却同意口授序的内容，这一点实在难能可贵。此外，还要特别感谢英属哥伦比亚大学国际关系研究所所长布瑞恩·乔博（Brian L. Job）教授，他在百忙之中记录下了马克·扎克教授口授的作者序的内容，并加以润色。

外交学院英语系的张晓立教授承担了本书的一校工作。他极为认真和专业的校对令本人受益匪浅。浙江大学非传统安全与和平发展研究中心的行政秘书陈立影老师在本书的版权联系、初稿校对以及其他相关出版事宜方面做了大量的工作，向她表示感谢；本书的责任编辑葛玉丹女士也付出了大量的时间和精力，在此谨表谢意。非传统安全与和平发展研究中心学术团队的崔顺姬、王江丽、甘均先、李佳等学术挚友都为本书的翻译工作提供了很大的支持，也一并表示感谢！本书属于卫生治理与国际政治两个学科之间的交叉研究，里面包含了一些公共卫生方面的专业知识，鉴于本人有限的学养和知识面，在译本的语句斟酌方面肯定还会存在很多纰漏之处，敬请读者批评和指正！

新冠肺炎疫情的爆发，彰显了加强非传统安全研究的重要性。十年前，在本译稿付梓出版之时，不曾预料到它会如此贴近当今卫生治理与全球政治的现实。十年后，新型冠状病毒的肆虐，使得"因病相连"的各国变成了"因病相依"的命运共同体。这就需要世界各国秉承为本国公民负责、为全人类负责的态度，切实提升公共卫生应急能力建设，共同打造全球卫生安全防线。传染病没有国界，更是没有政治边界。因此，有效的全球卫生治理需要各国共同的政治承诺，而不是将"病毒政治化"。另外，大众媒体高度发达的时代也是各种谣言和"阴谋论"无孔不入的时代，政府需要第一时间用真相去击碎谣言，用科学去消除恐慌，从而成为人类健康福祉的守护者。

晋继勇

2020 年 2 月于上海寓所